1.SKULL

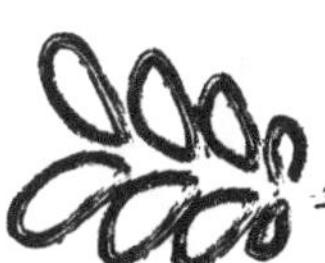 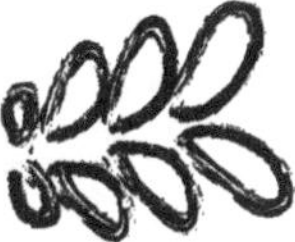

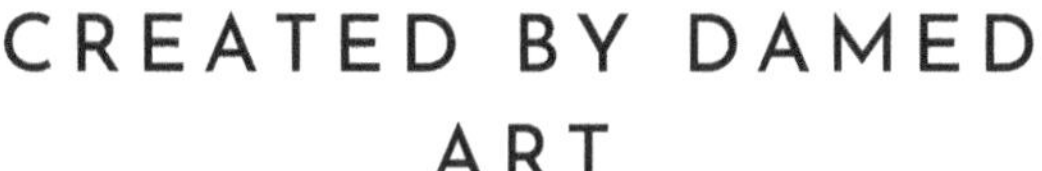

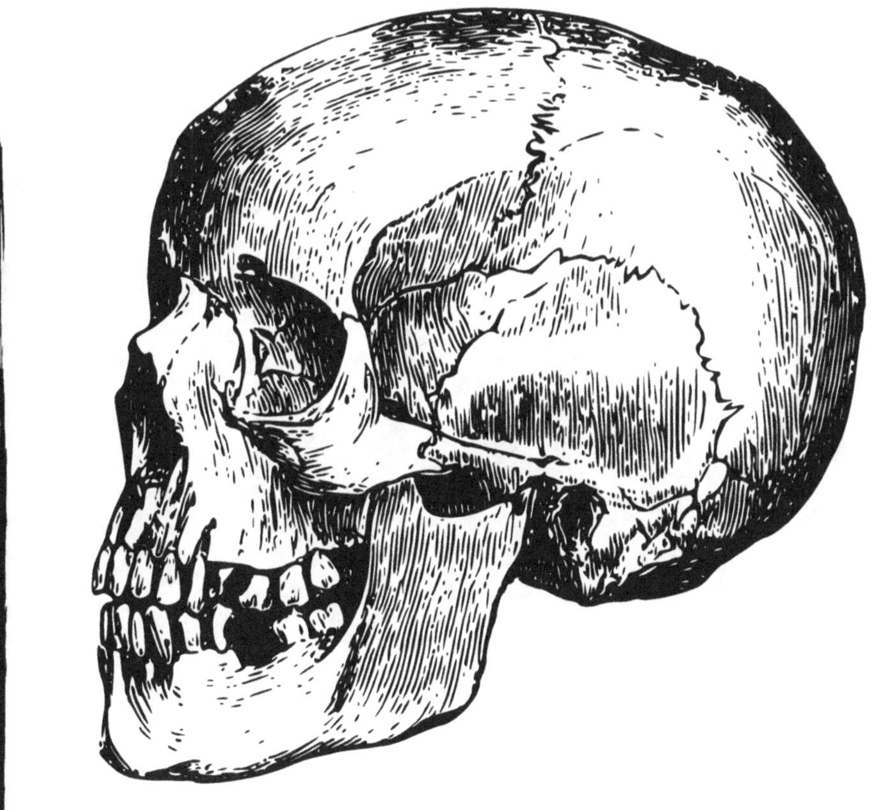

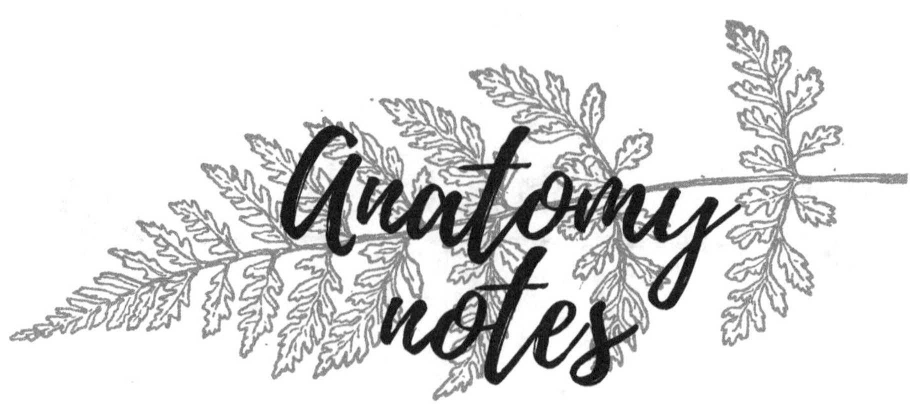
Anatomy
notes

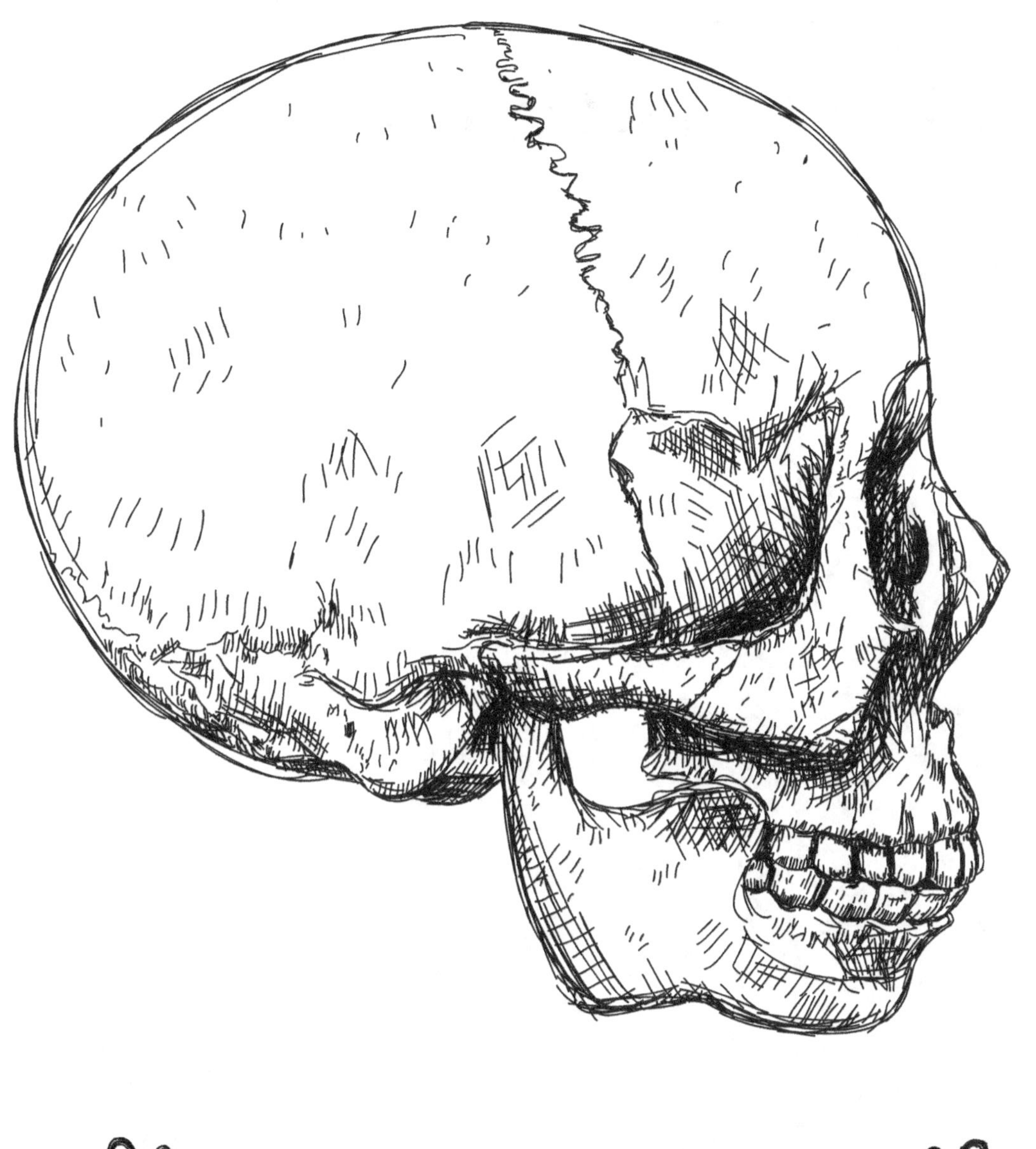

Notes

....
....
....
....
....
....
....
....
....
....

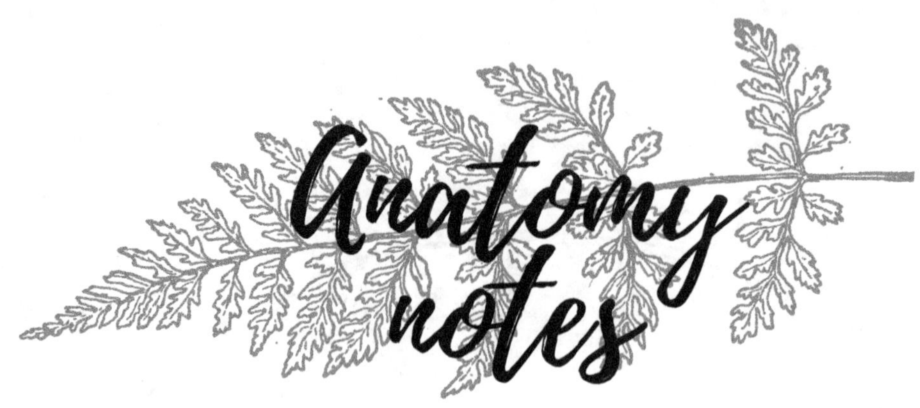

Anatomy notes

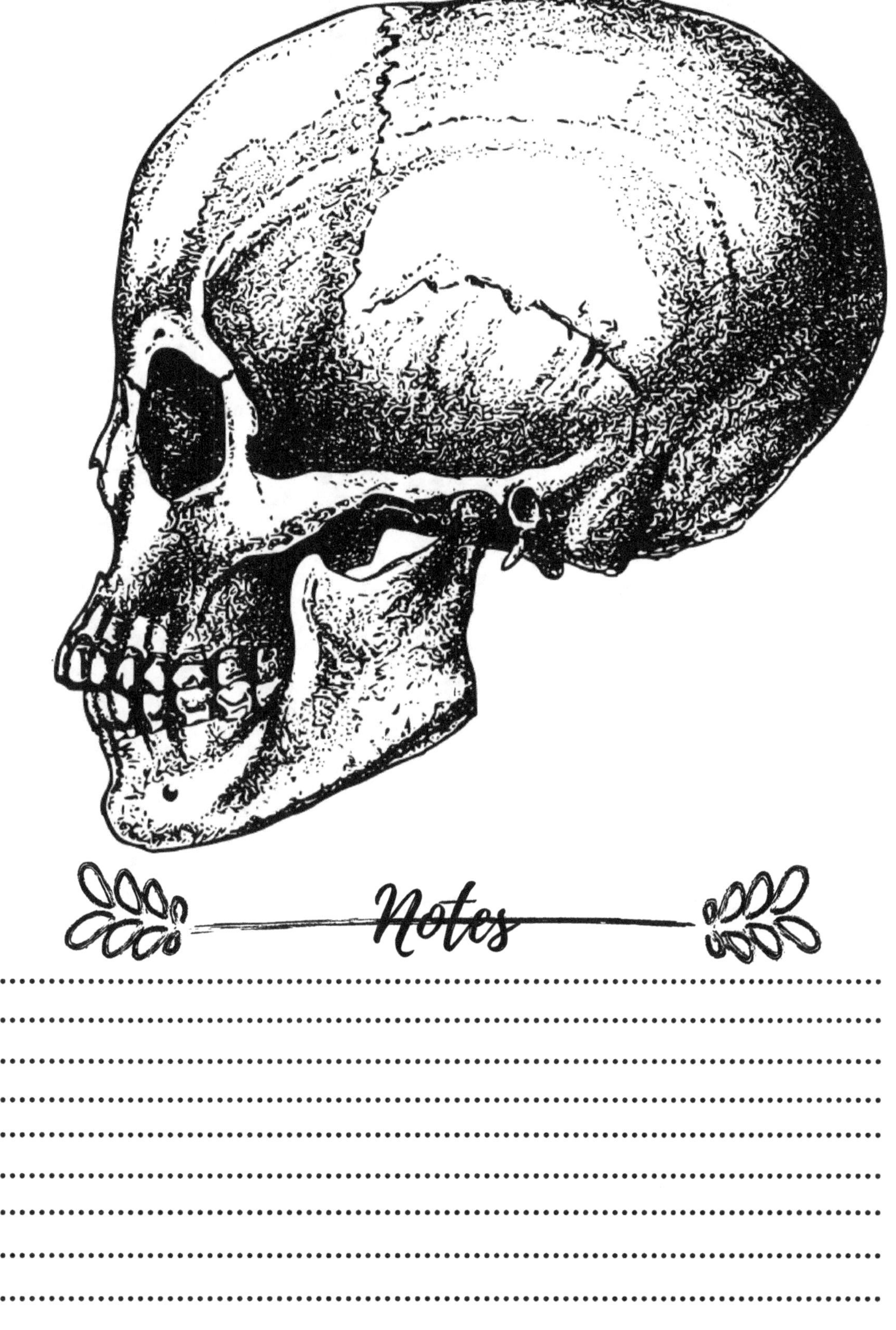

Notes

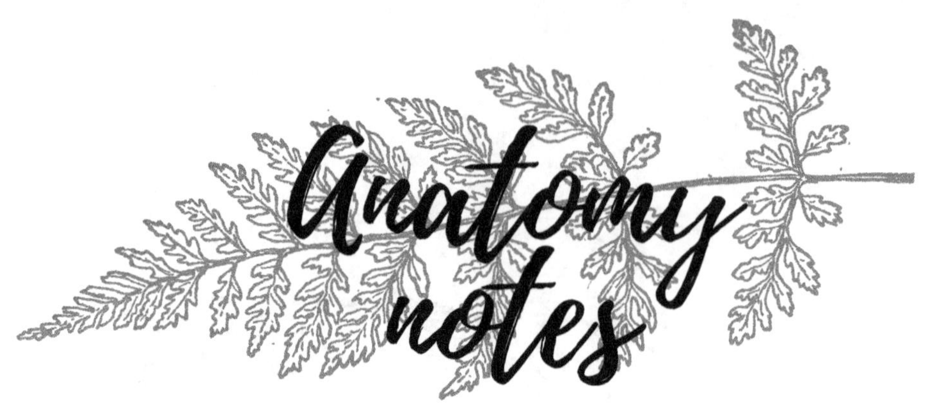

Anatomy
notes

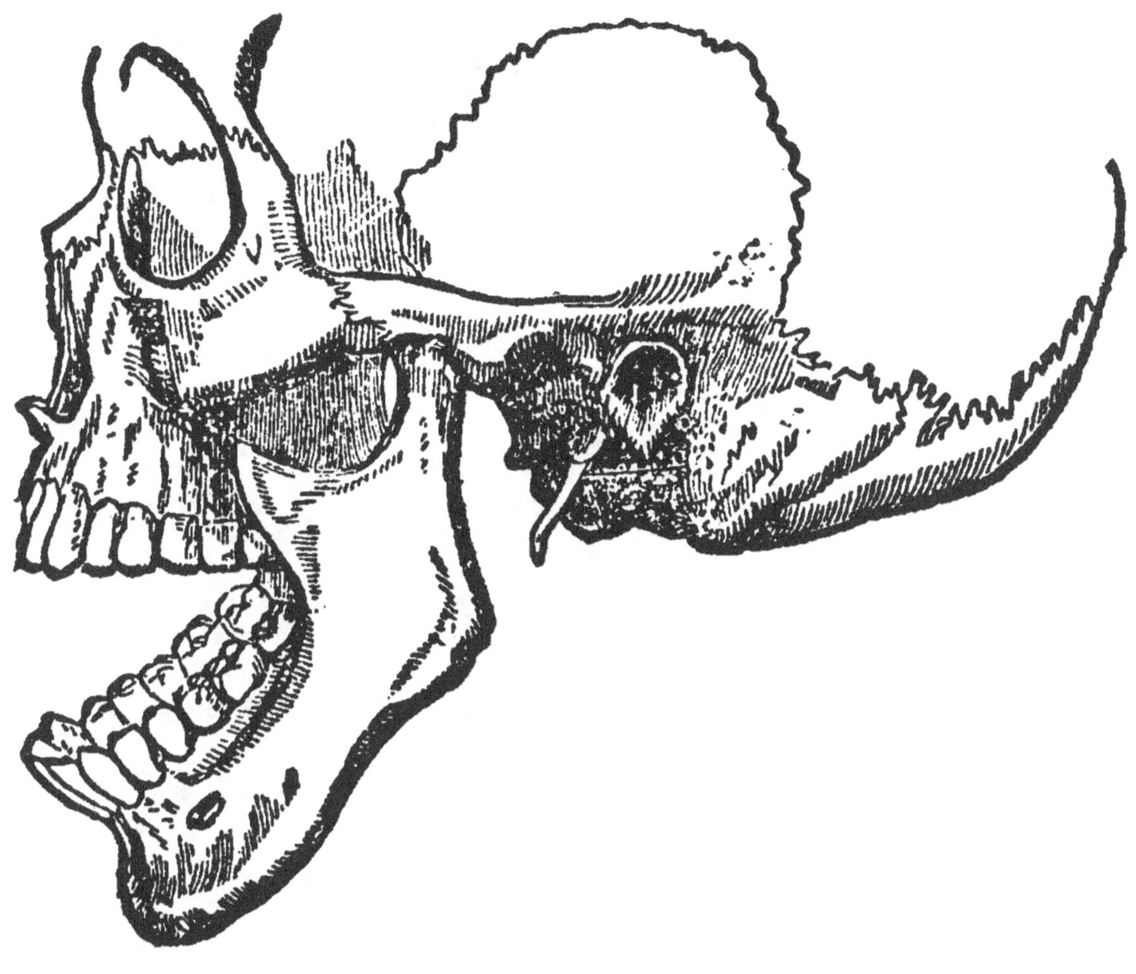

Notes

....
....
....
....
....
....
....
....
....
....

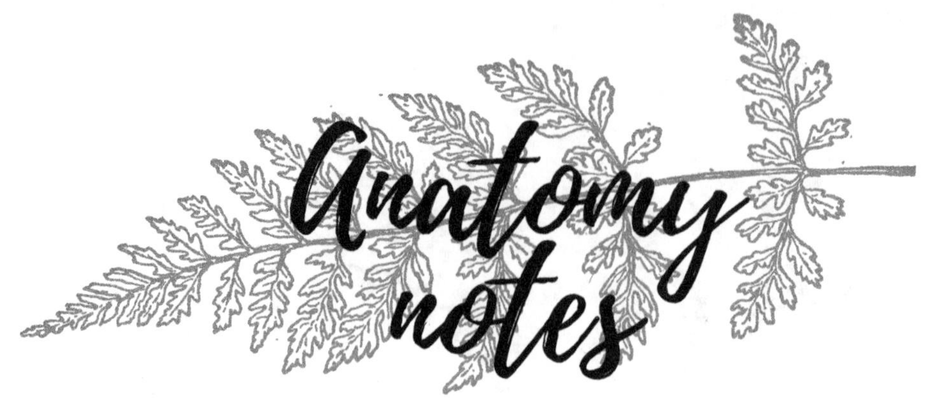
Anatomy
notes

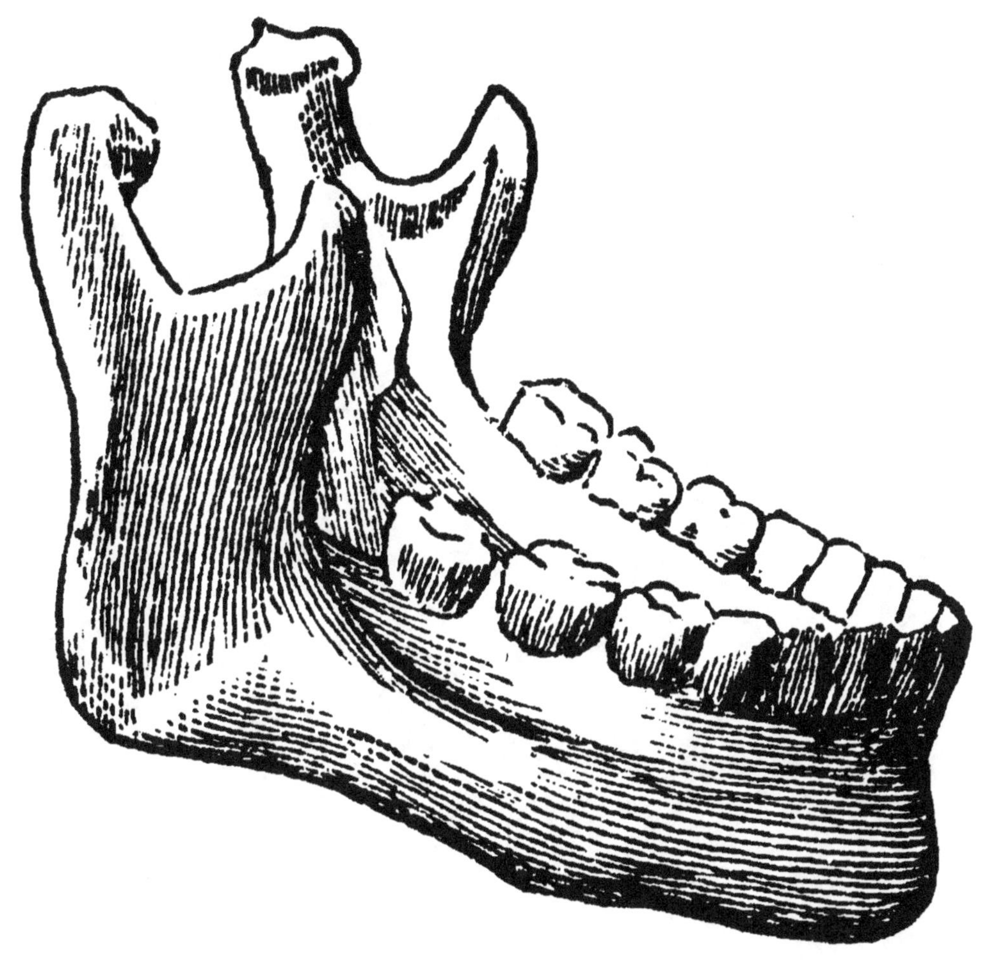

Notes

....
....
....
....
....
....
....
....
....

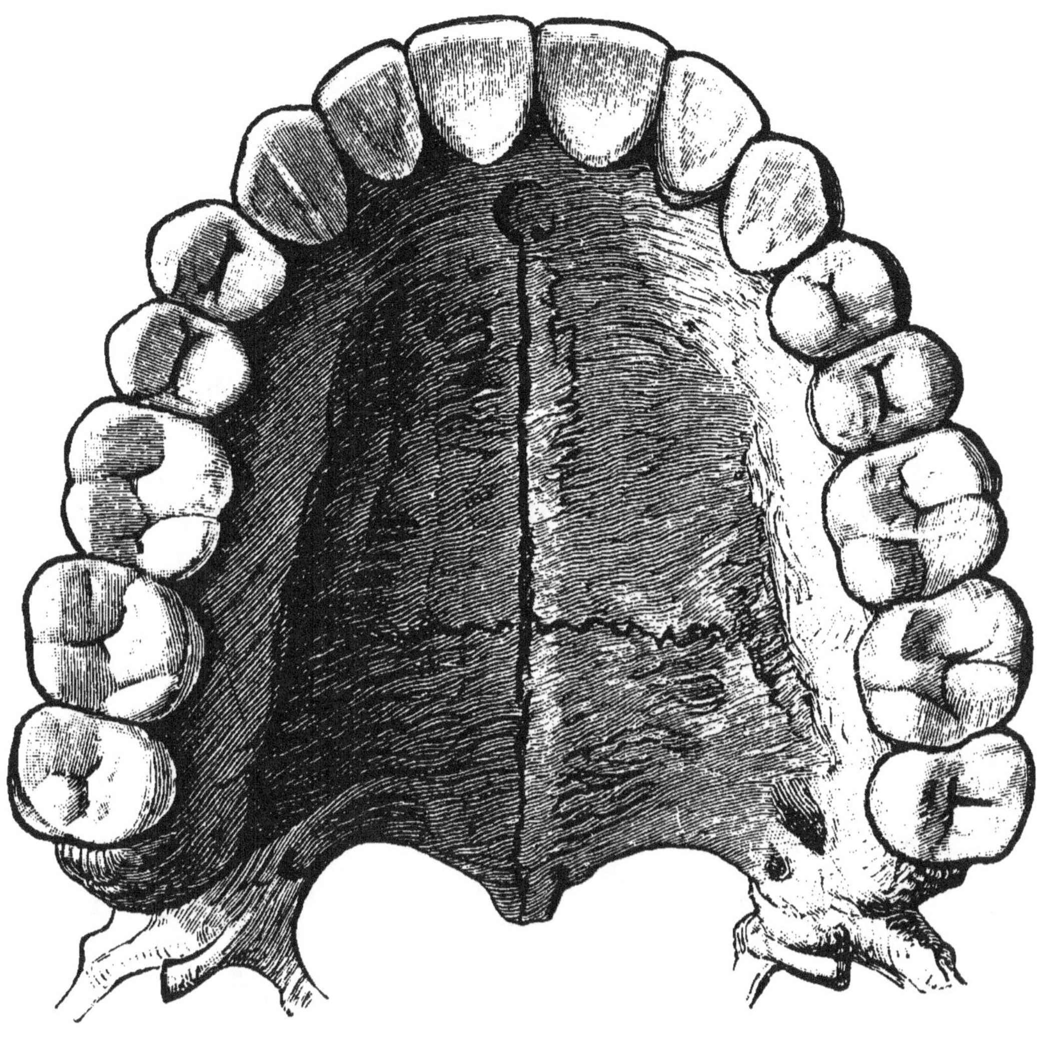

Notes

....
....
....
....
....
....
....
....
....

2. ARM & LEG

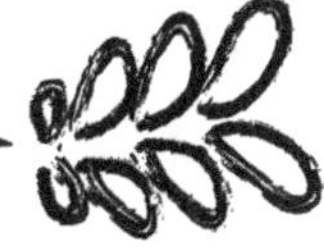

CREATED BY DAMED ART

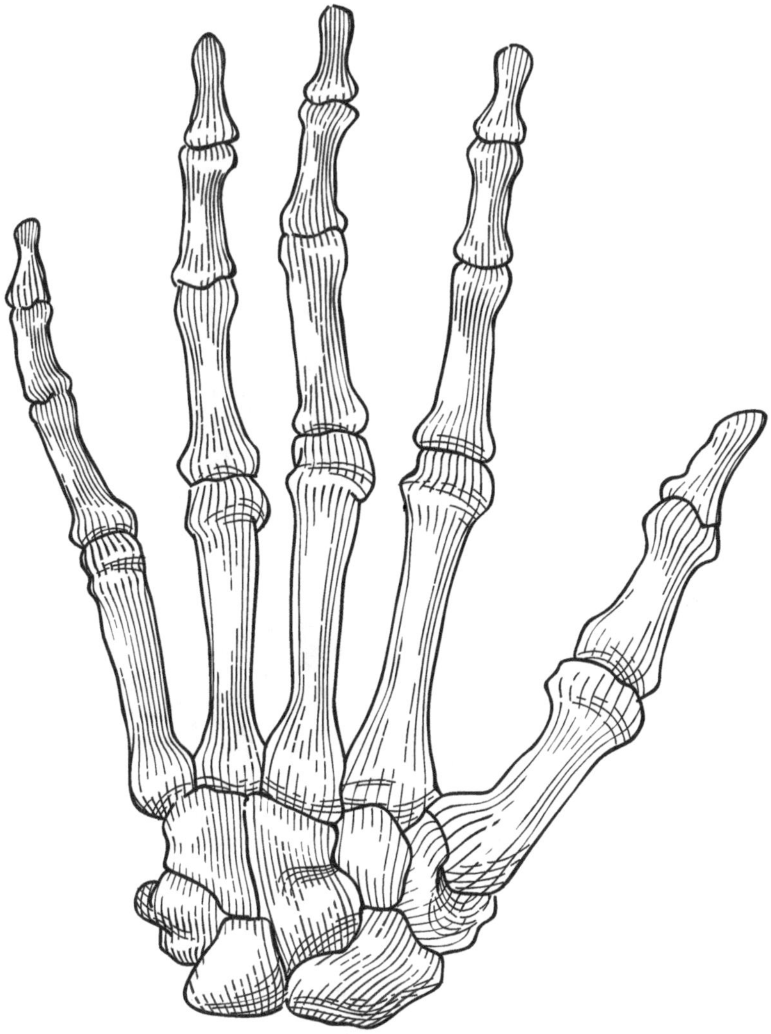

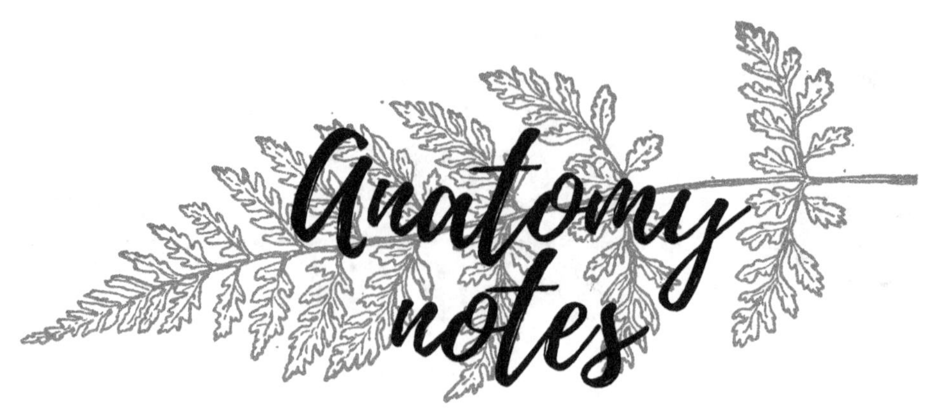
Anatomy
notes

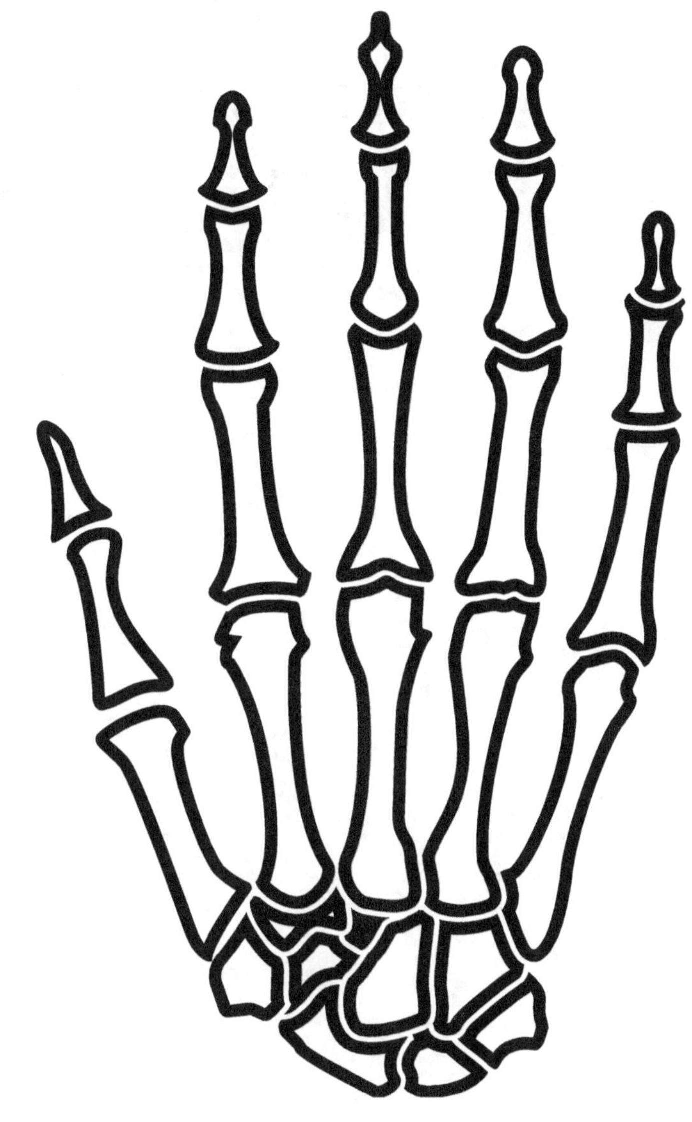

❦ Notes ❦

....
....
....
....
....
....
....
....
....
....

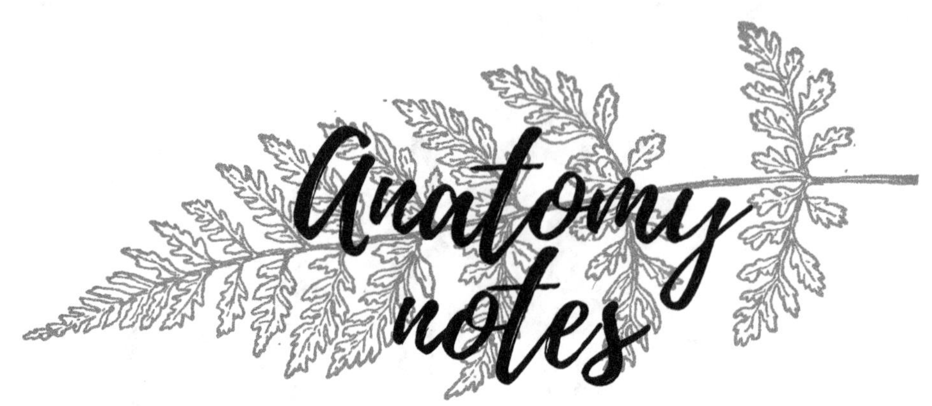

Anatomy
notes

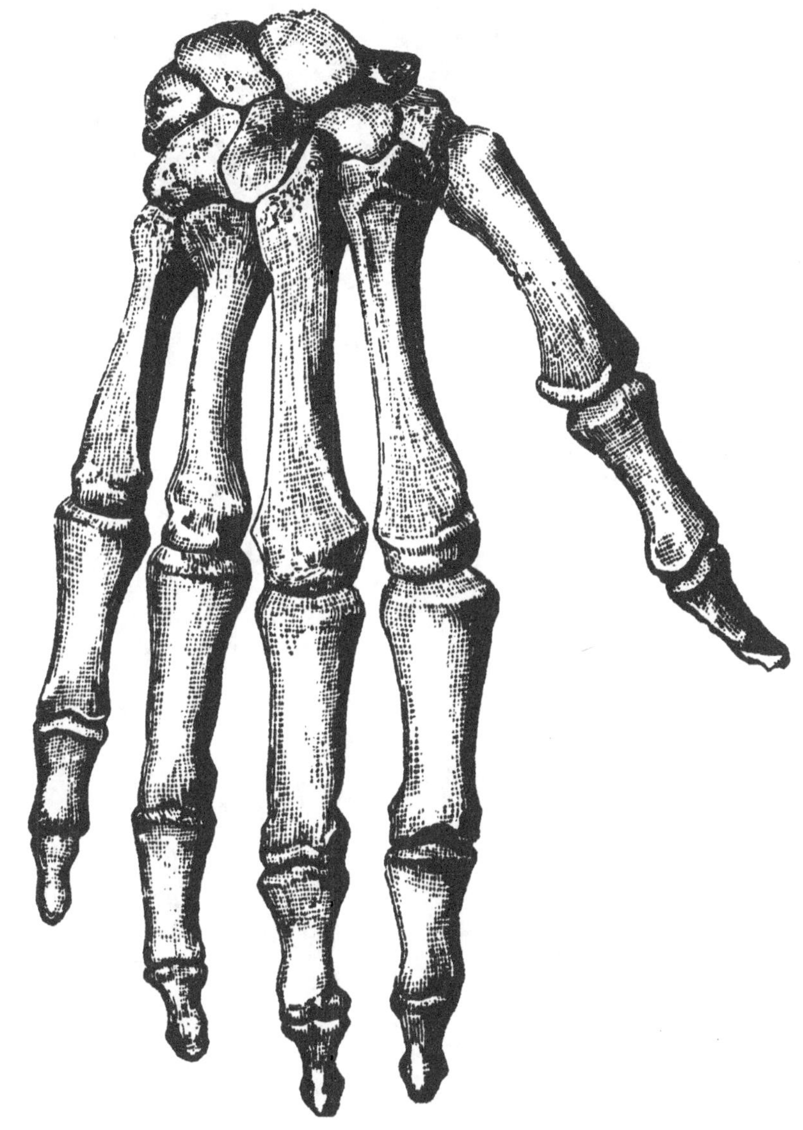

Notes

....
....
....
....
....
....
....
....
....
....

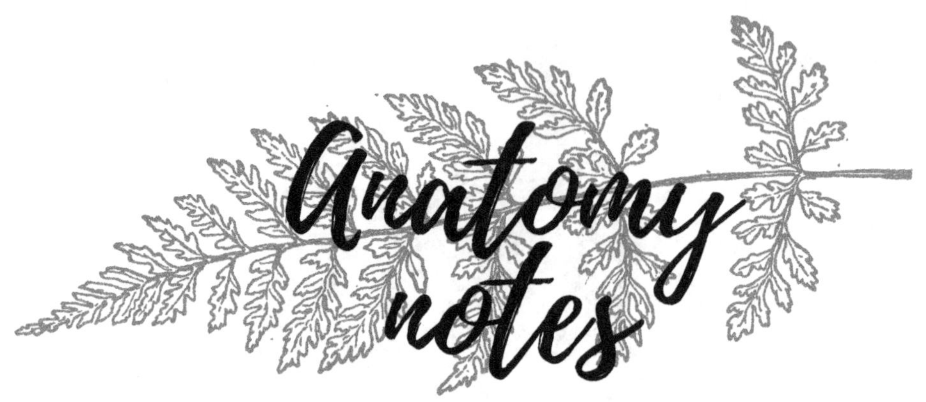
Anatomy
notes

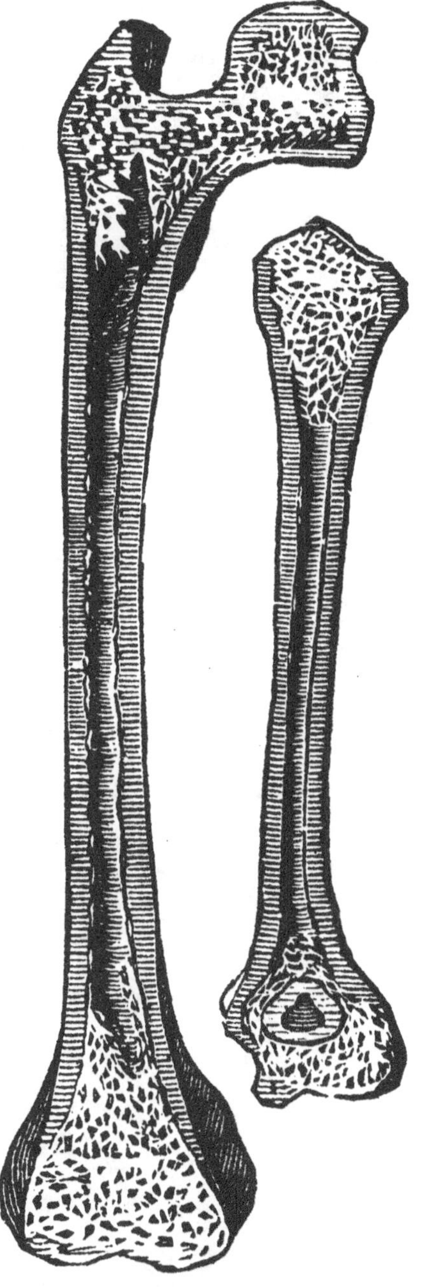

Notes

....
....
....
....
....
....
....
....
....
....

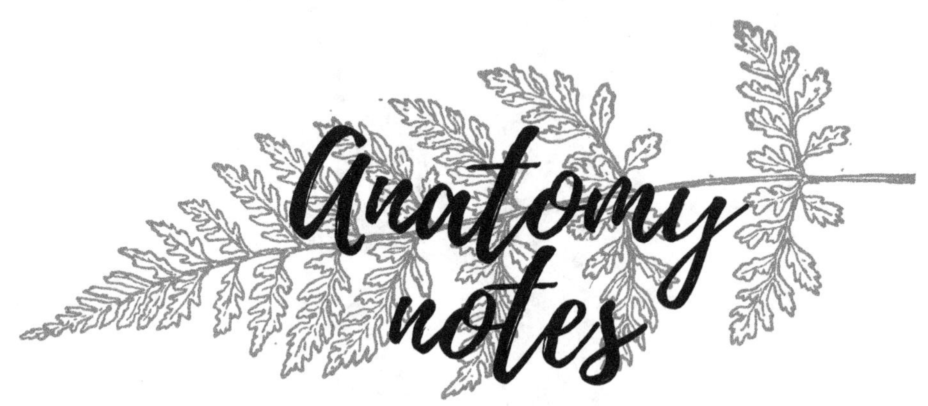

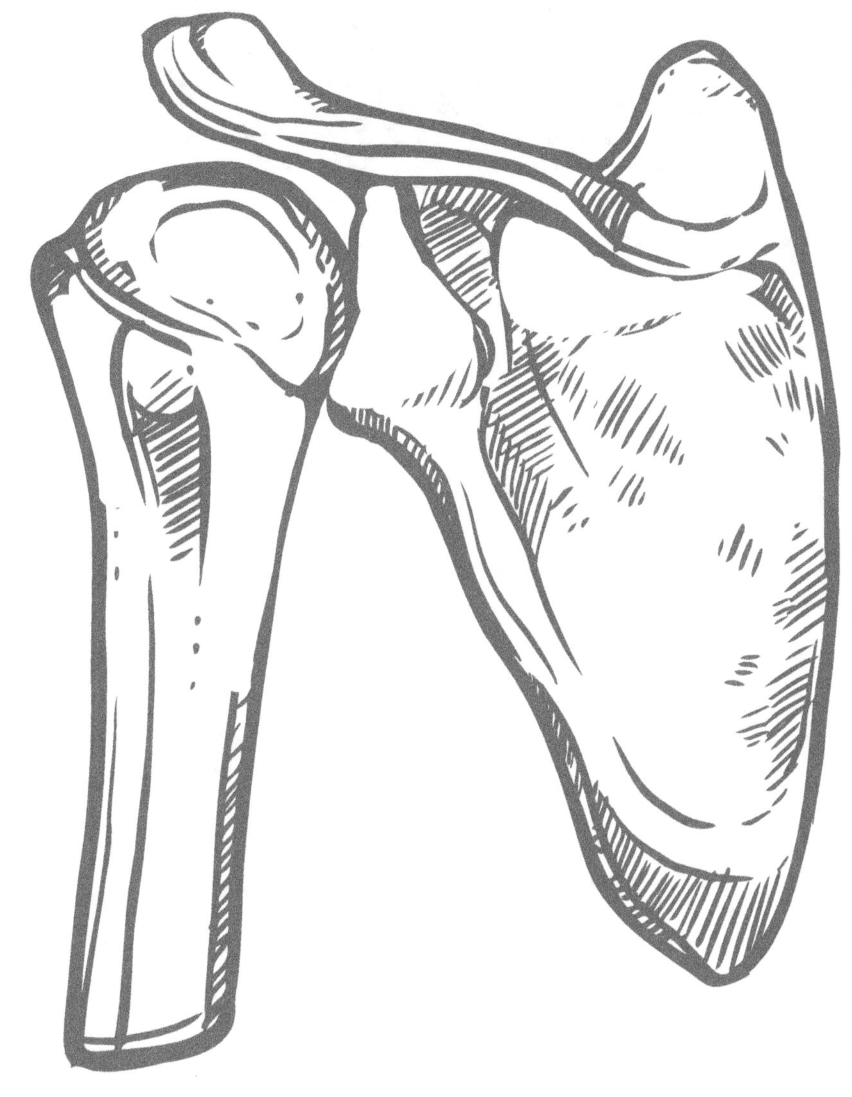

Notes

....
....
....
....
....
....
....
....
....
....

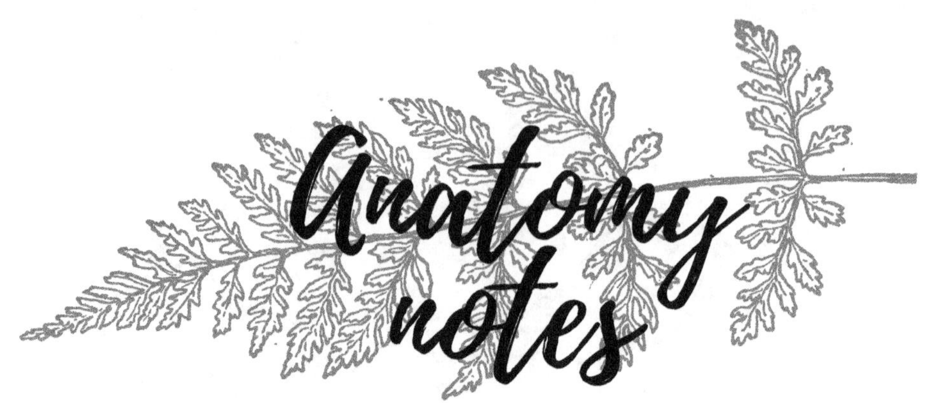

Anatomy
notes

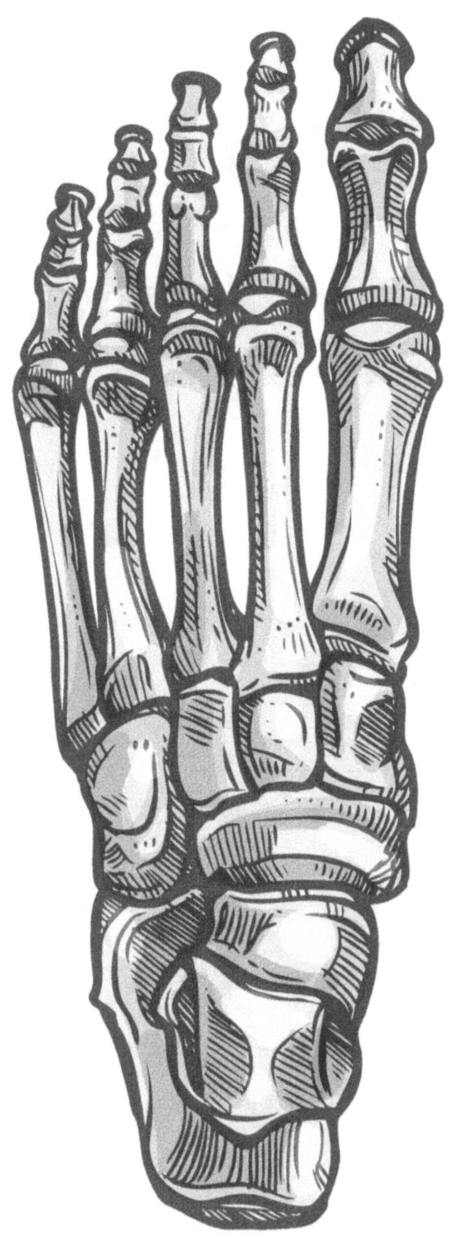

Notes

....
....
....
....
....
....
....
....
....

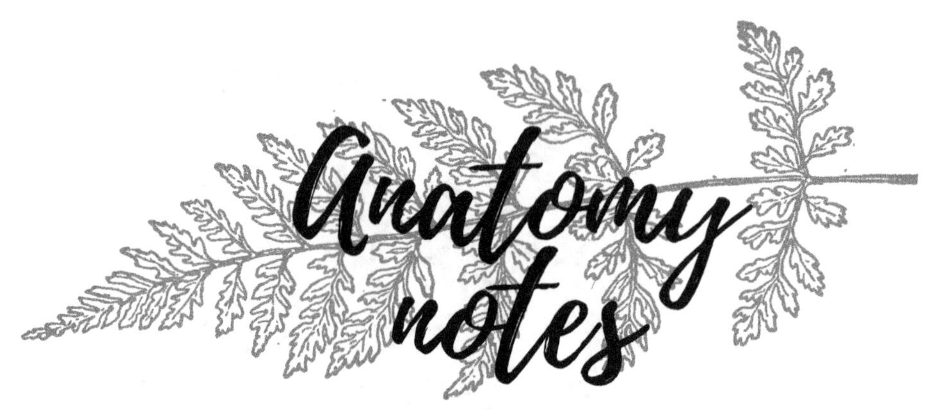

Anatomy
notes

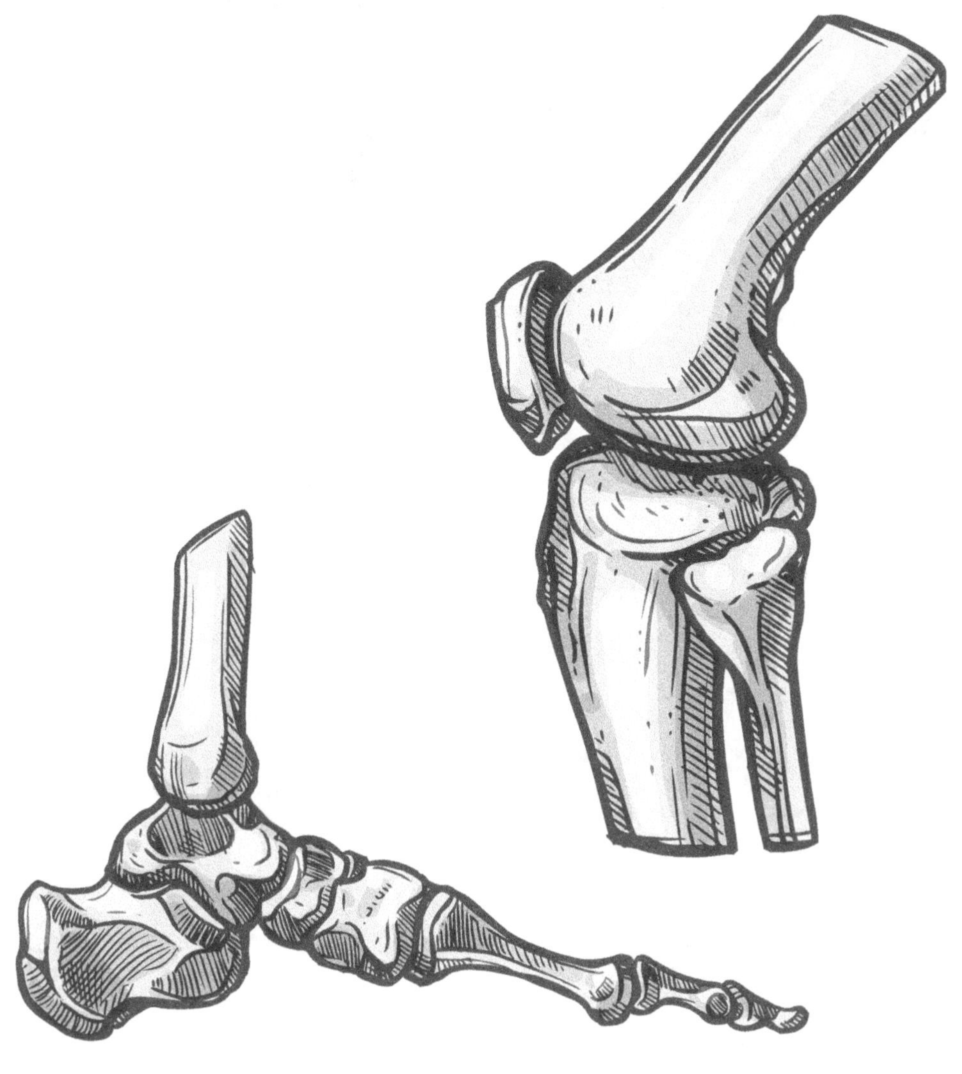

Notes

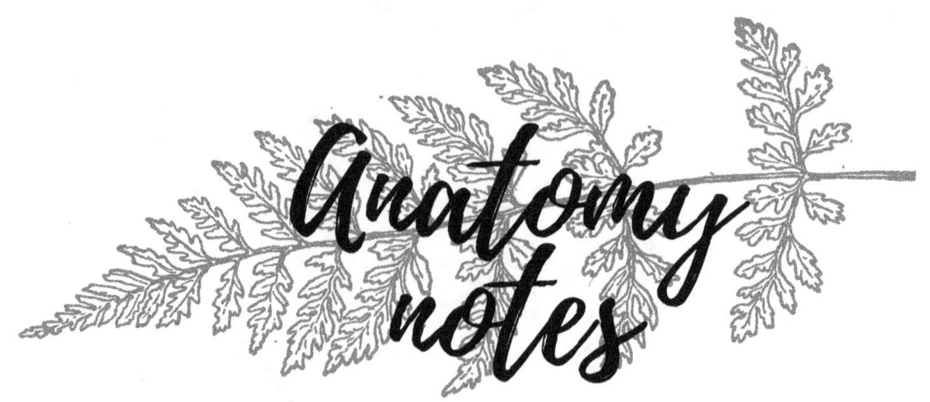

Anatomy notes

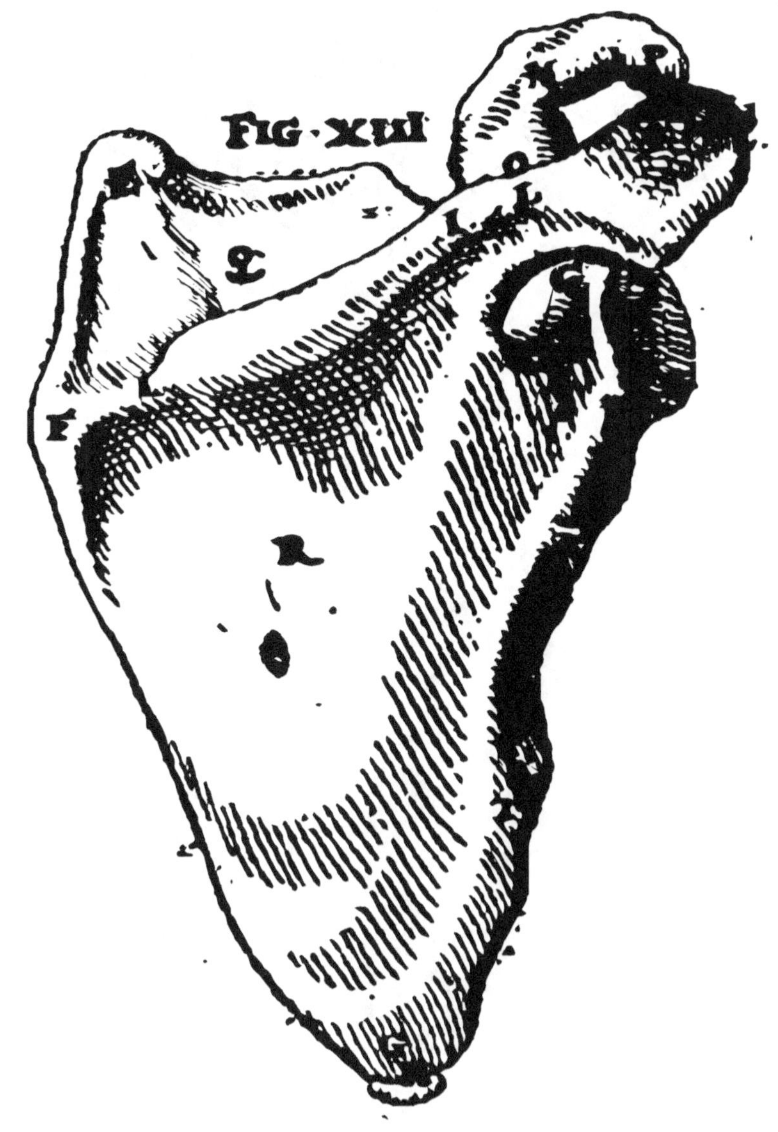

Notes

....
....
....
....
....
....
....
....
....
....

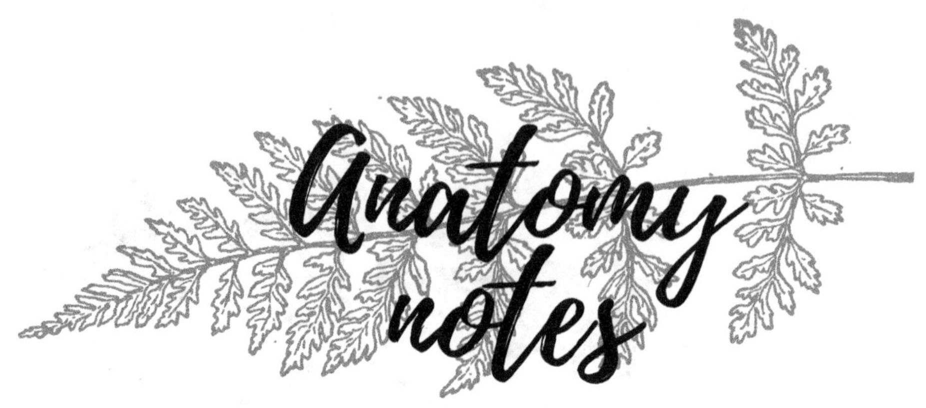

Anatomy
notes

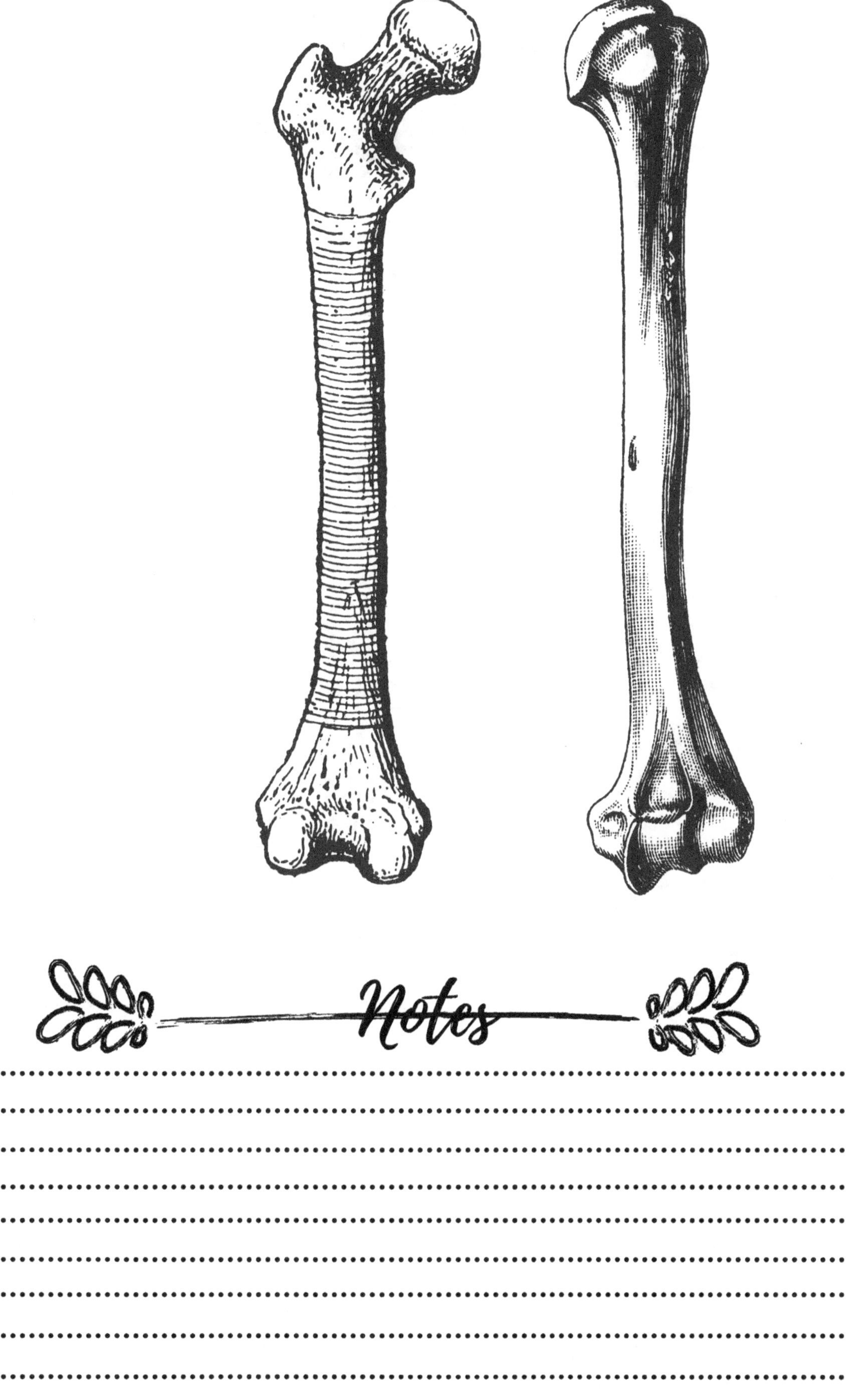

Notes

....
....
....
....
....
....
....
....
....
....

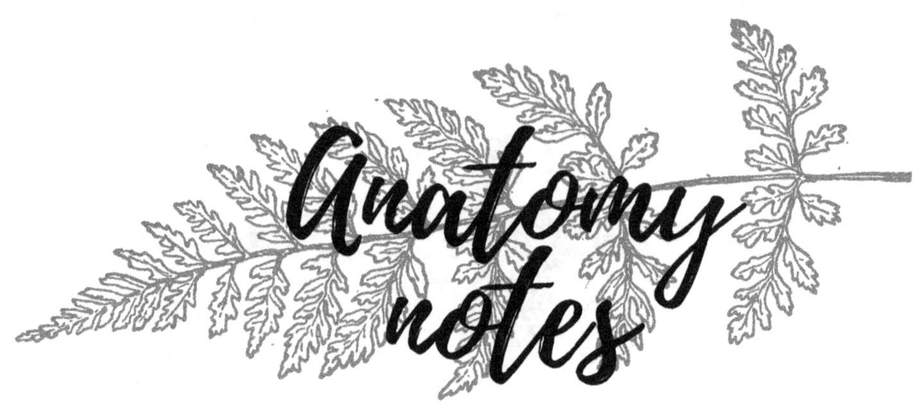

Anatomy
notes

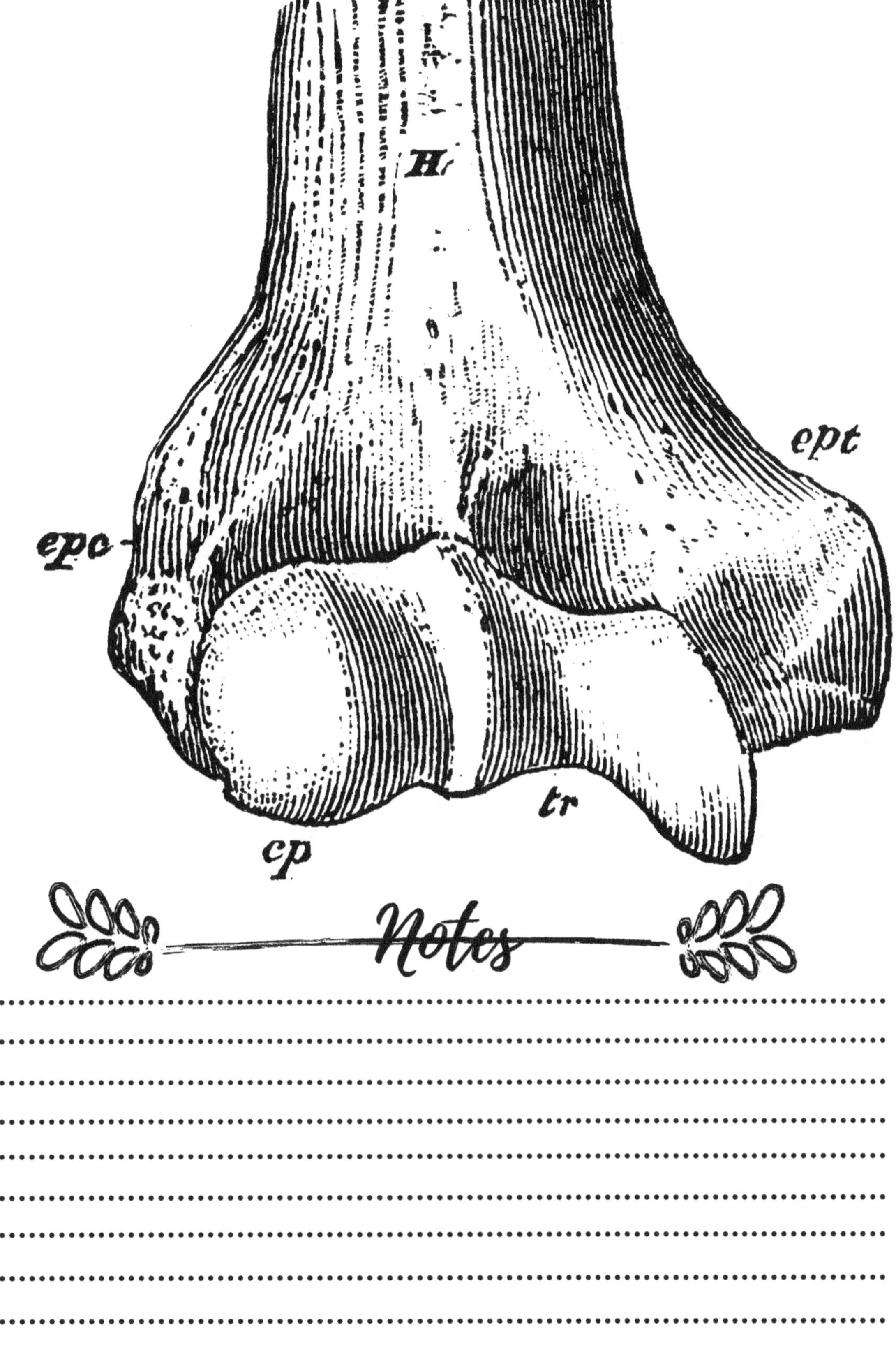

Notes

....
....
....
....
....
....
....
....
....
....

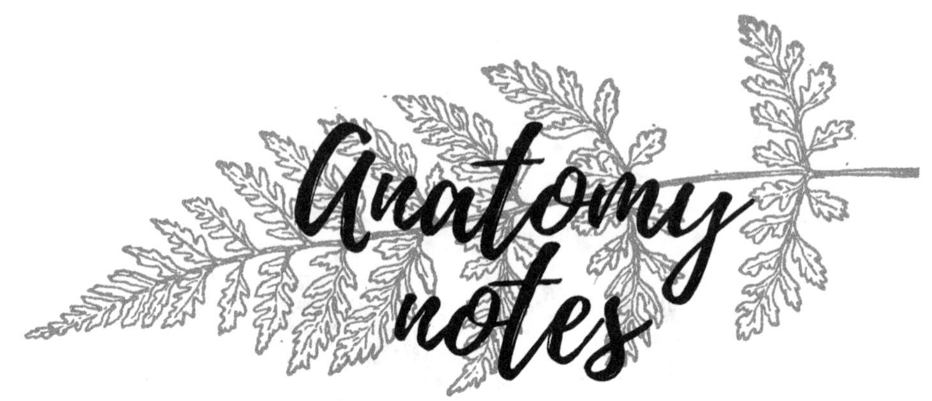

Anatomy
notes

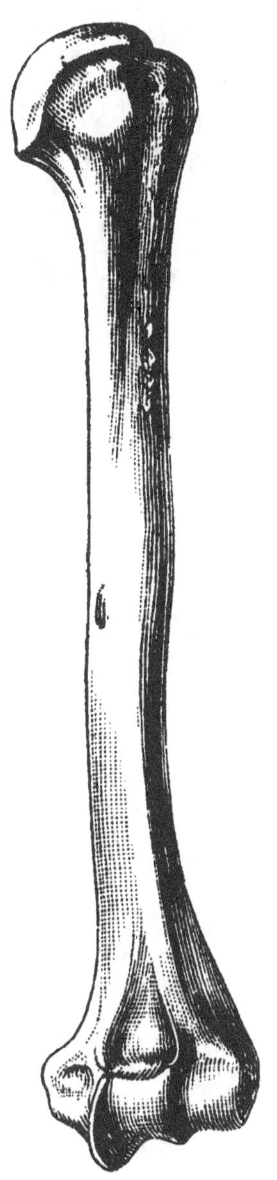

Notes

. . . .
. . . .
. . . .
. . . .
. . . .
. . . .
. . . .
. . . .
. . . .

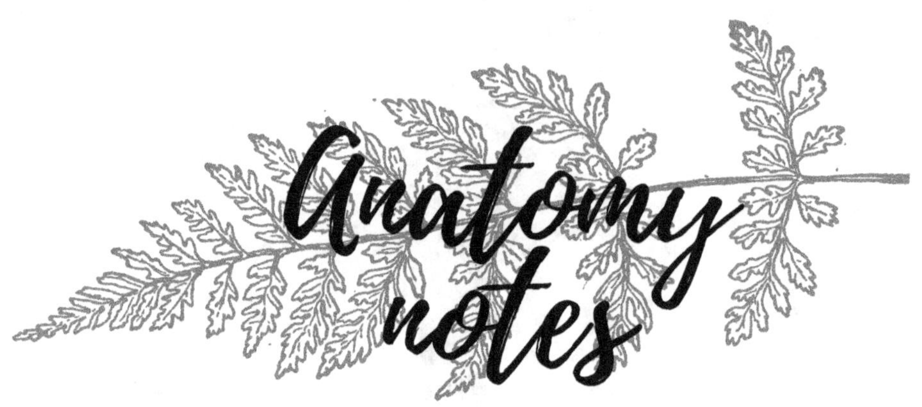
Anatomy notes

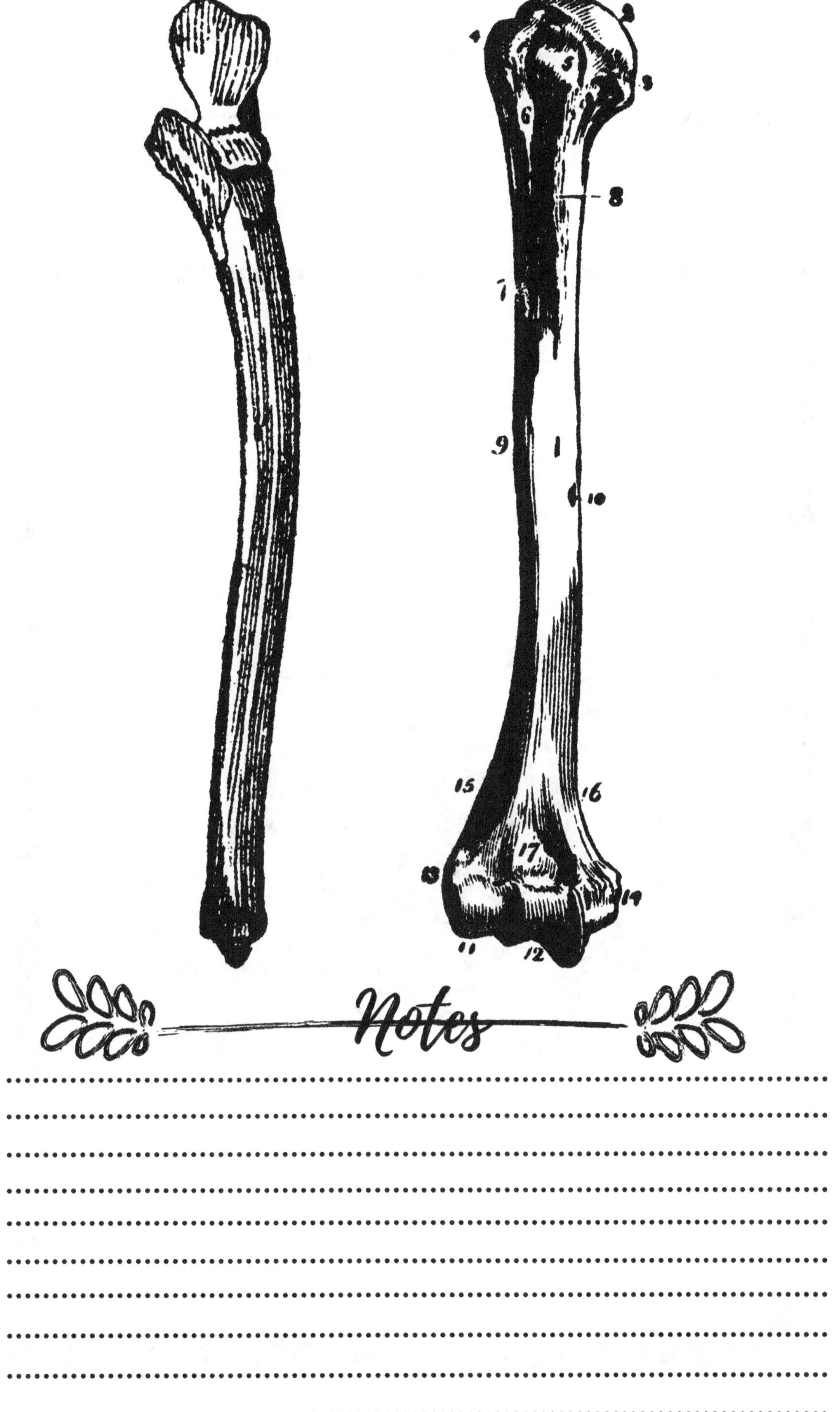

Notes

....
....
....
....
....
....
....
....
....
....

3.PELVIS

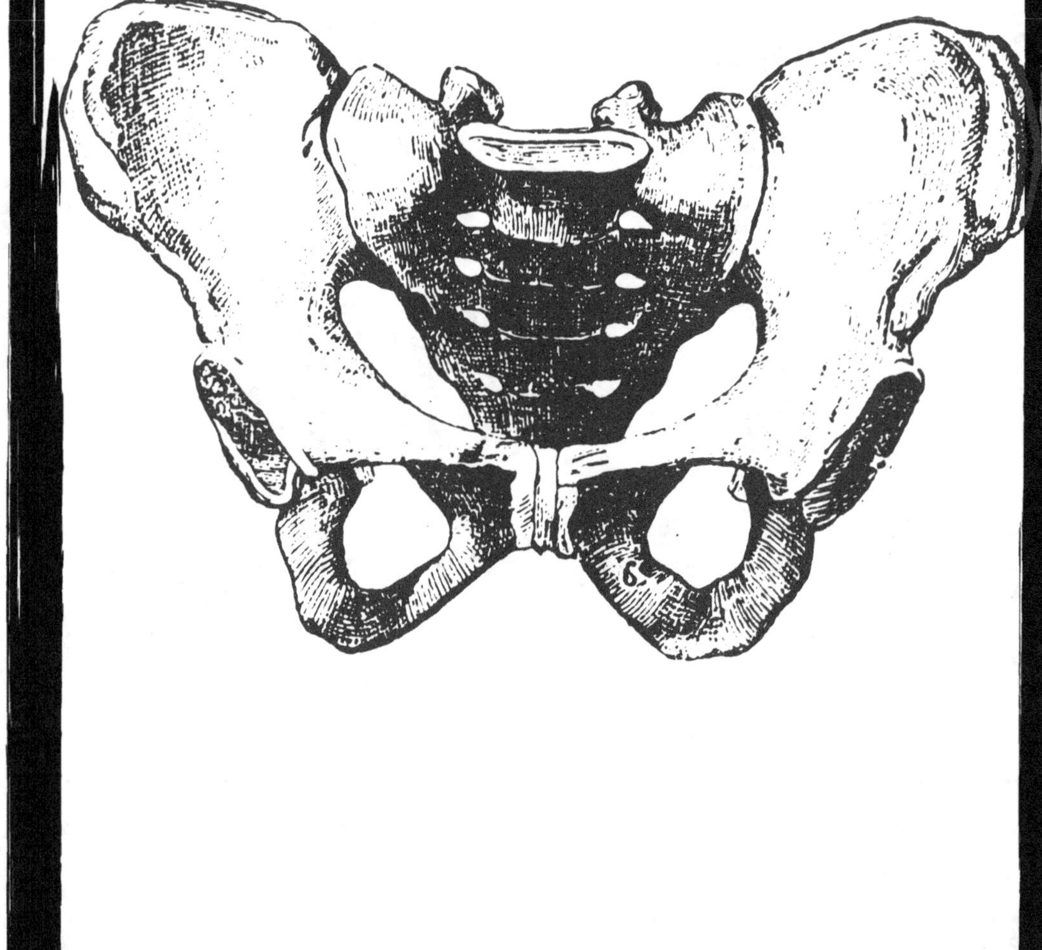

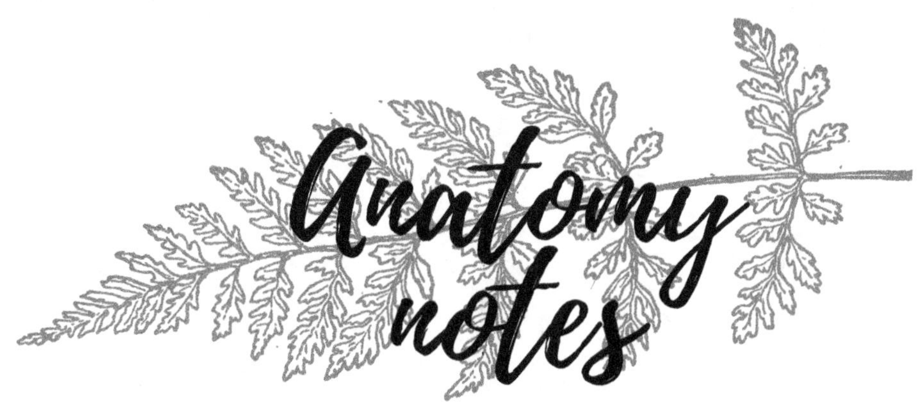
Anatomy
notes

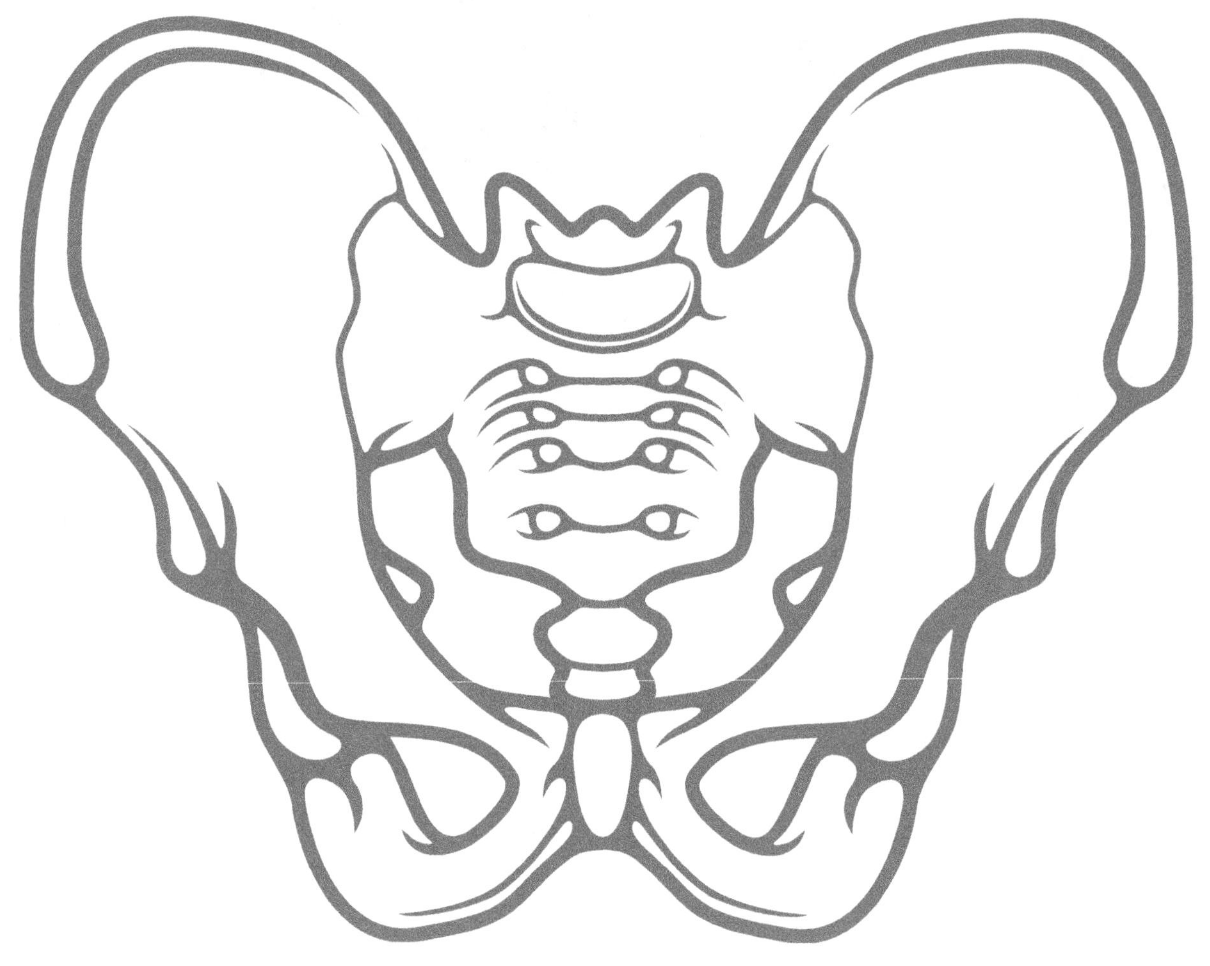

Notes

....
....
....
....
....
....
....
....
....

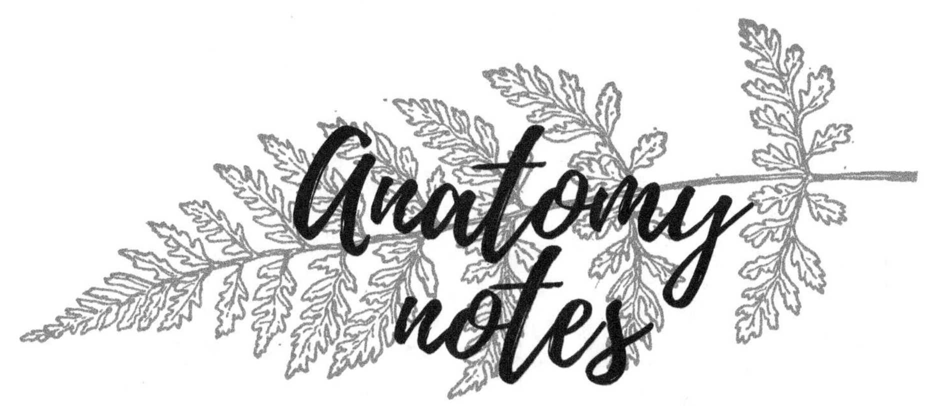

Anatomy
notes

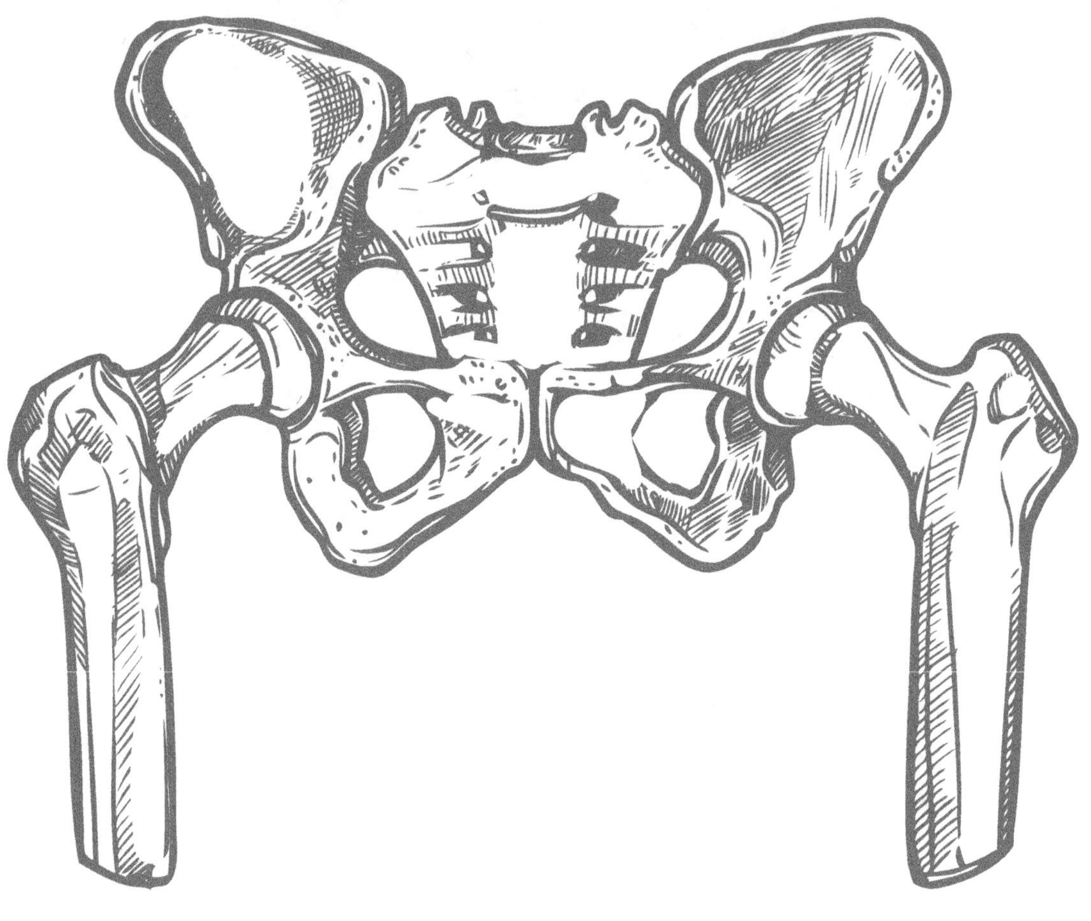

Notes

....
....
....
....
....
....
....
....
....

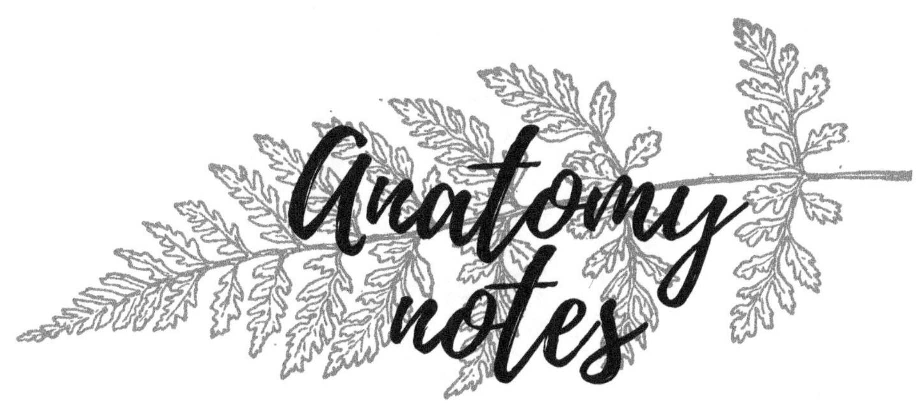

Anatomy
notes

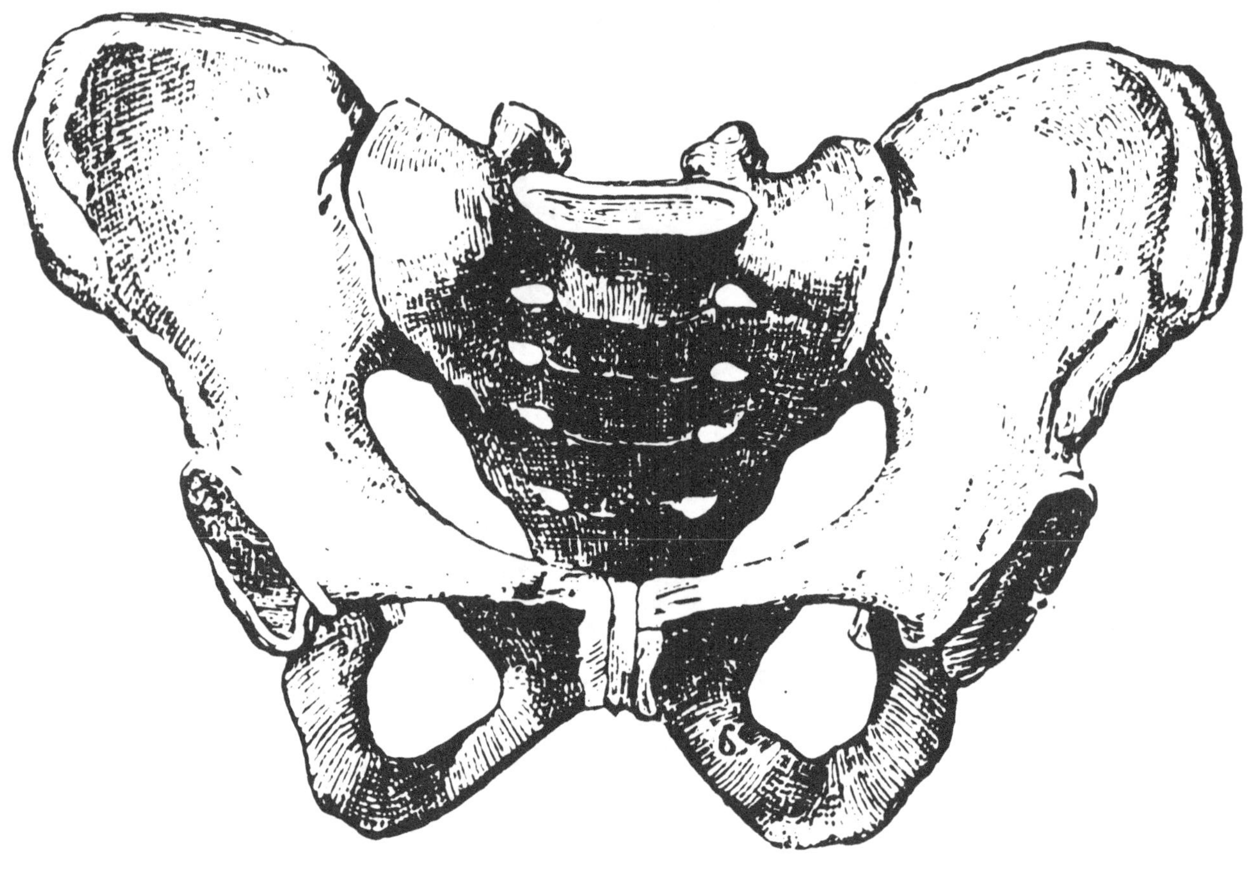

Notes

....
....
....
....
....
....
....
....
....
....

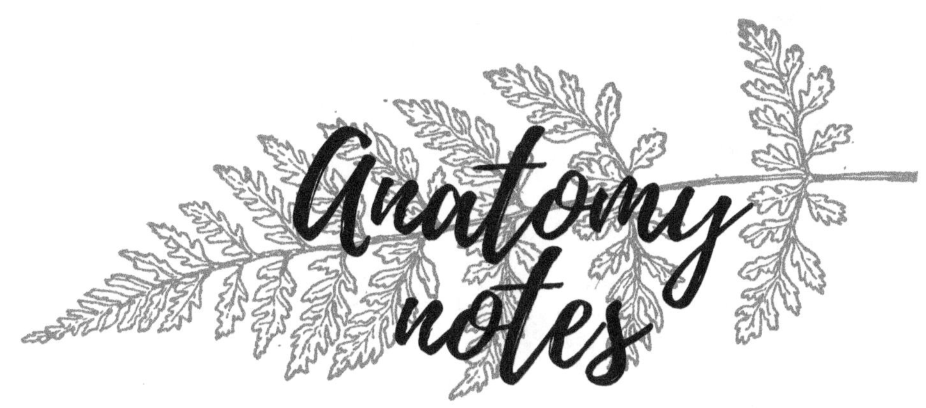

Anatomy notes

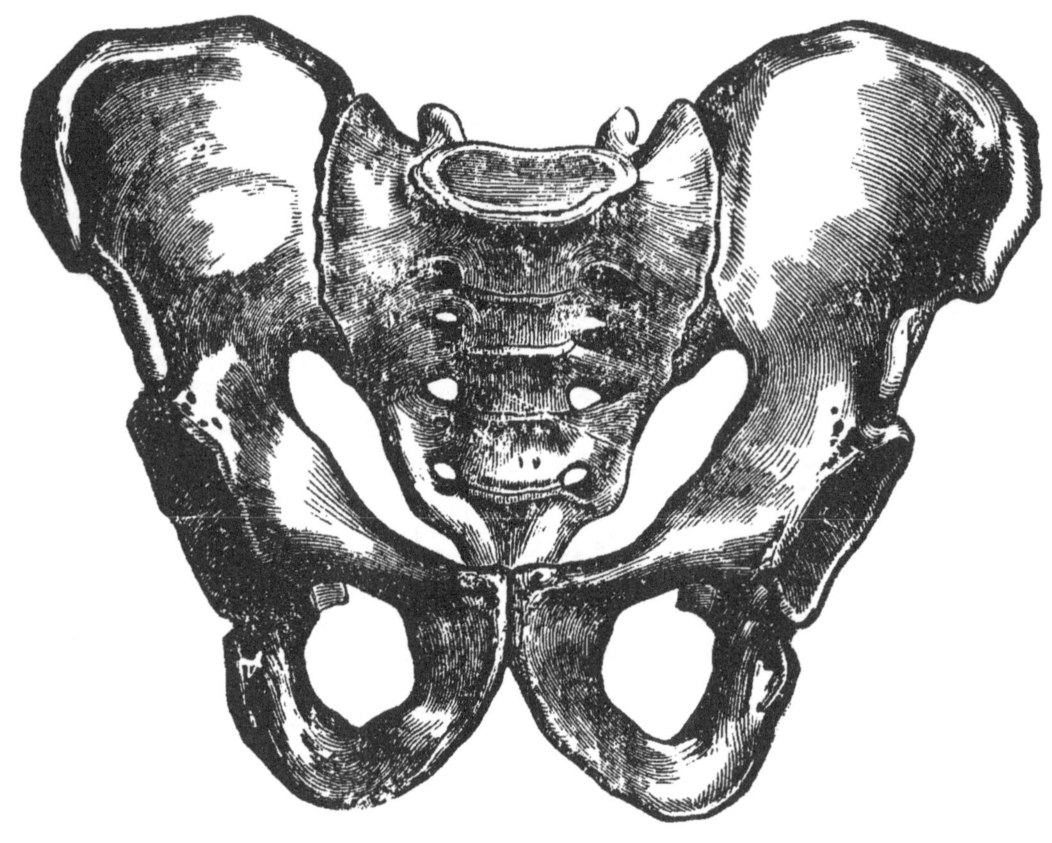

Notes

....
....
....
....
....
....
....
....
....
....

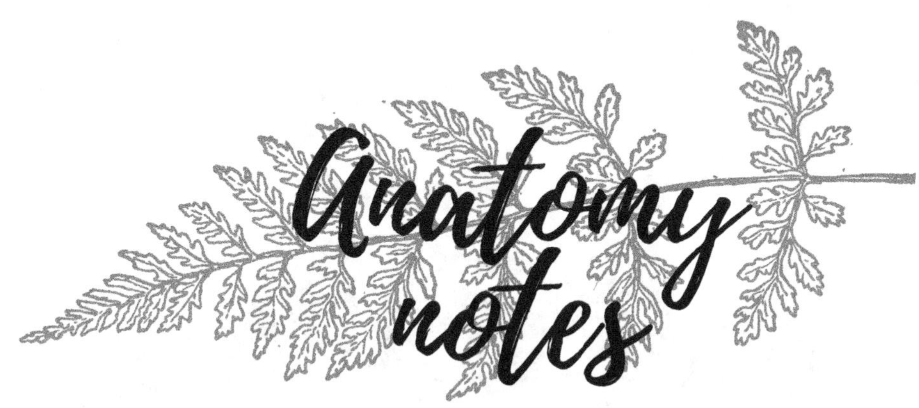

Anatomy
notes

ARTIC. PROC.
PROMONTORY
BODY 1ST SACR.
ANT. SACRAL FORAMINA
2ND
3RD
4TH
5TH.
LATERAL MASS
M. PYRIFORMIS
M. COCCYGEUS
A

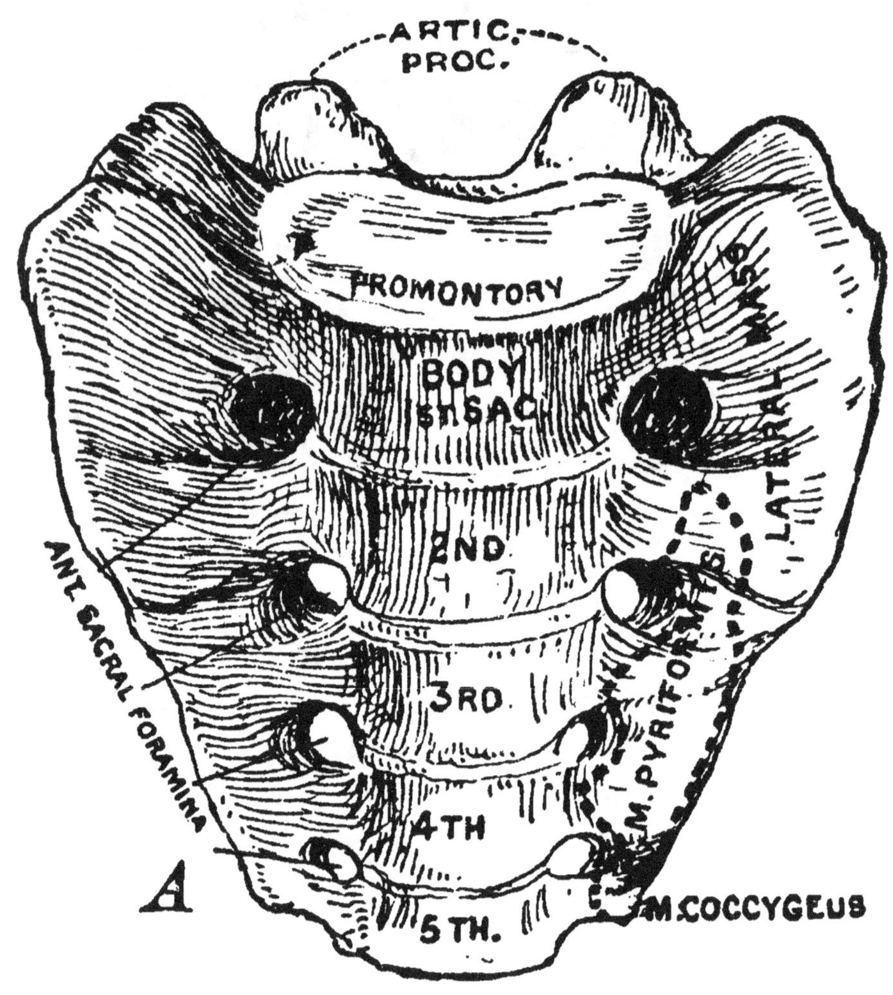

Notes

....
....
....
....
....
....
....
....
....
....

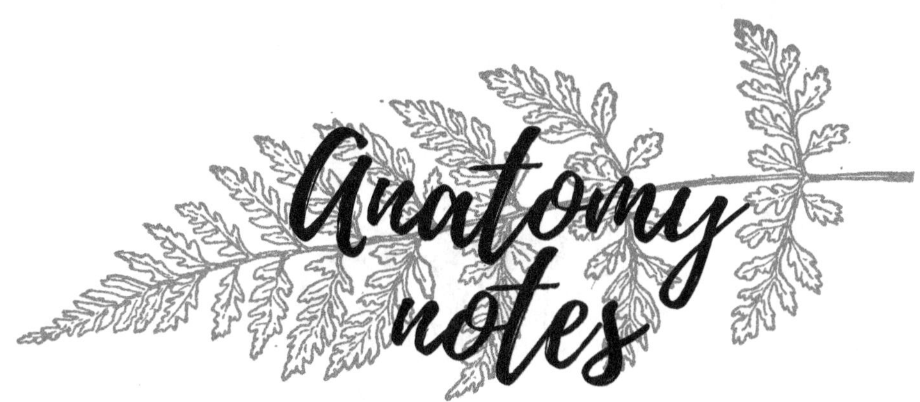

Anatomy
notes

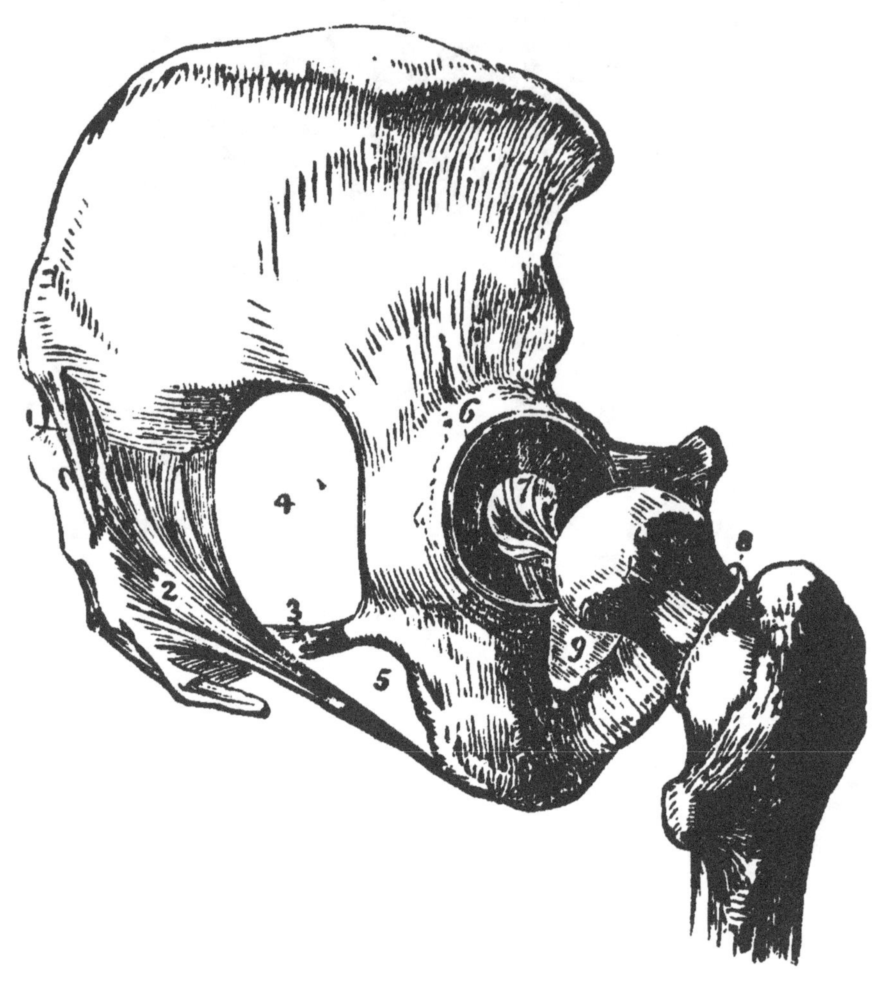

Notes

. . . .
. . . .
. . . .
. . . .
. . . .
. . . .
. . . .
. . . .
. . . .
. . . .

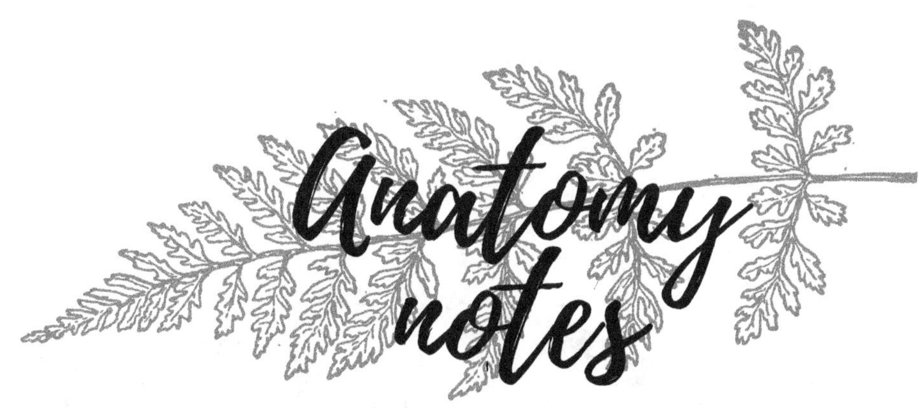

Anatomy notes

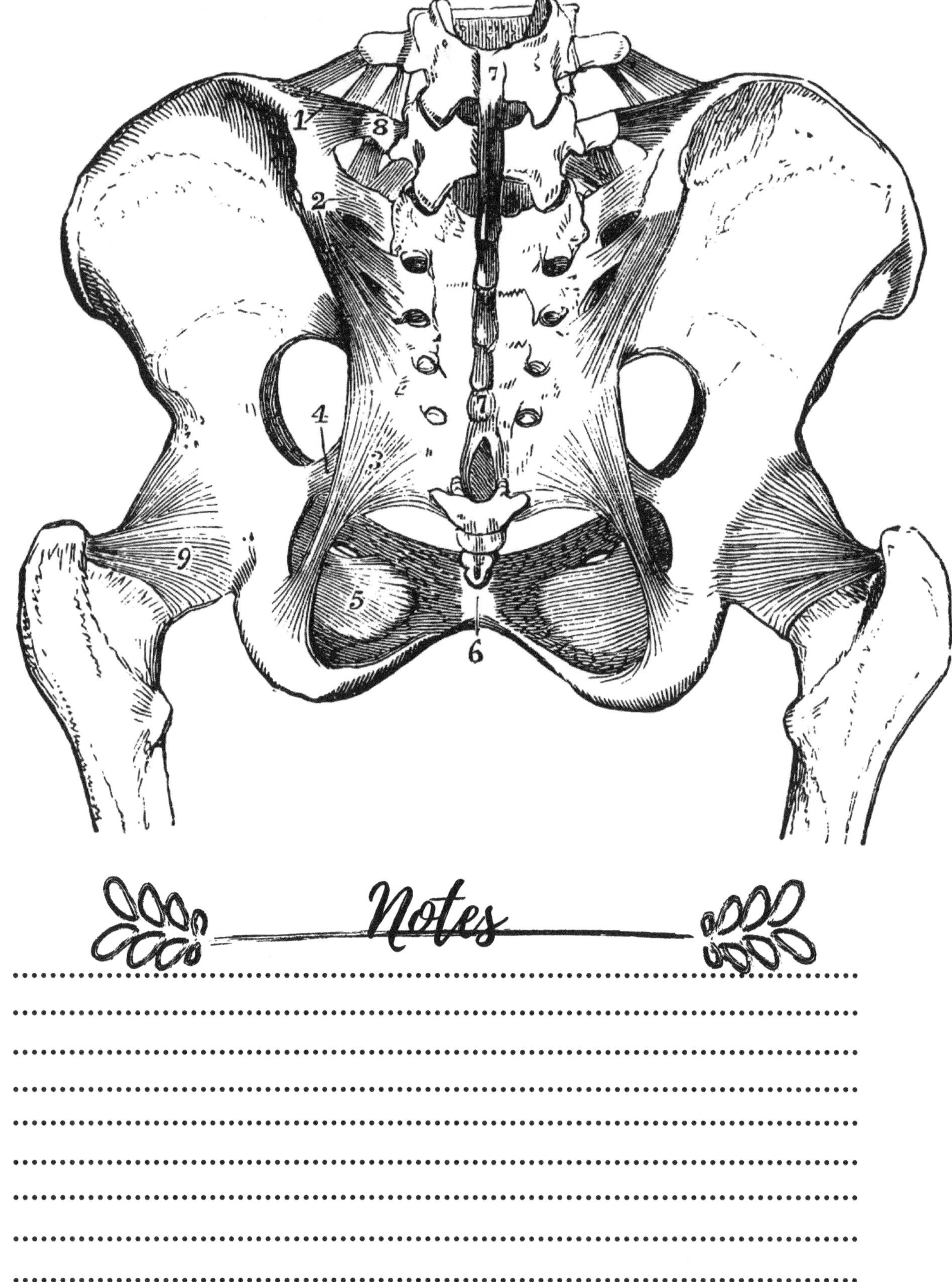

Notes

· ·

· ·

· ·

· ·

· ·

· ·

· ·

· ·

· ·

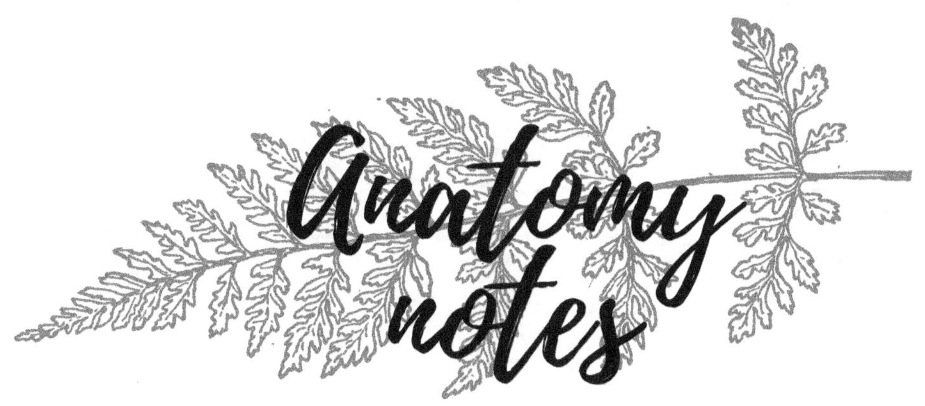

Anatomy
notes

4.SPINE

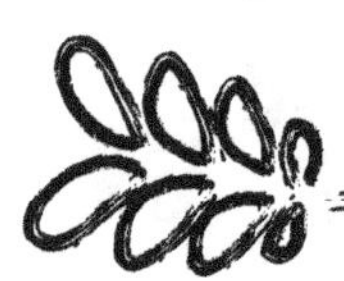 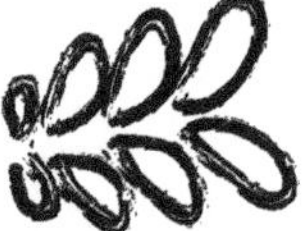

CREATED BY DAMED
ART

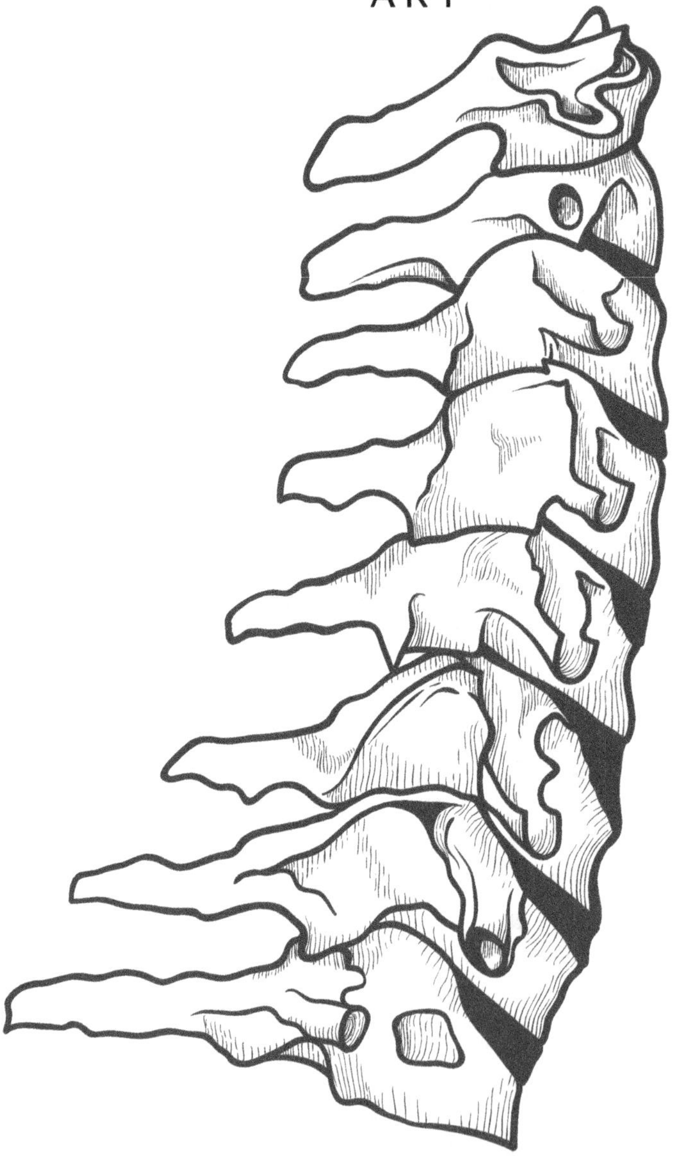

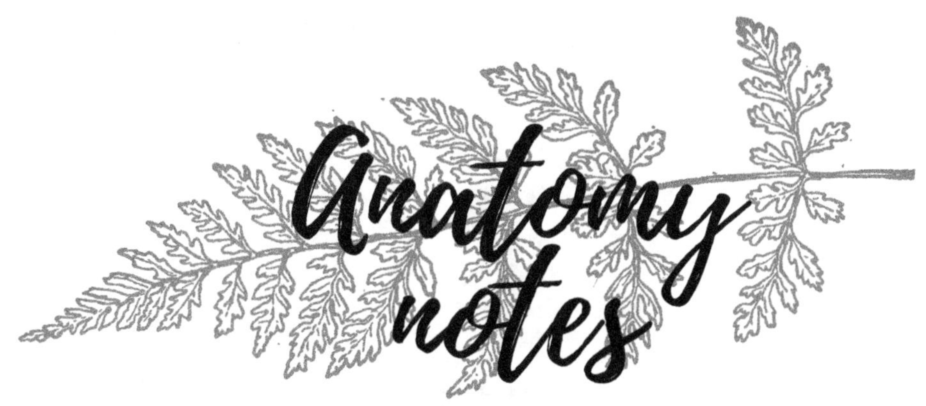

Anatomy
notes

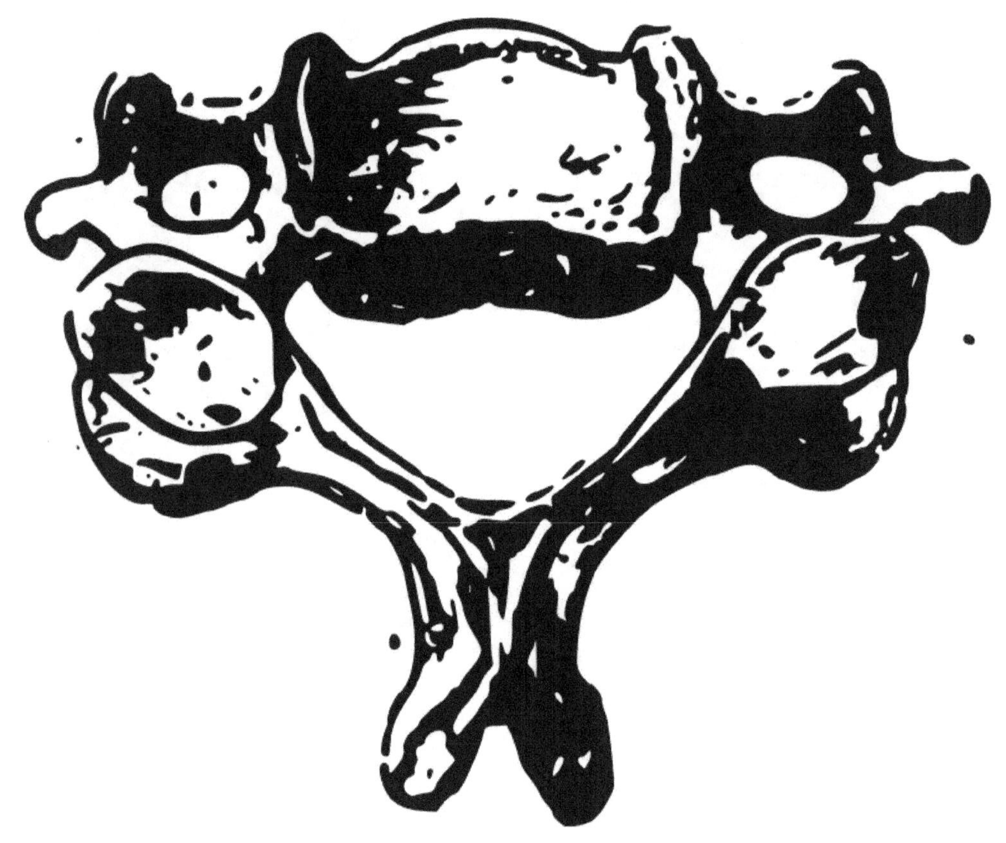

Notes

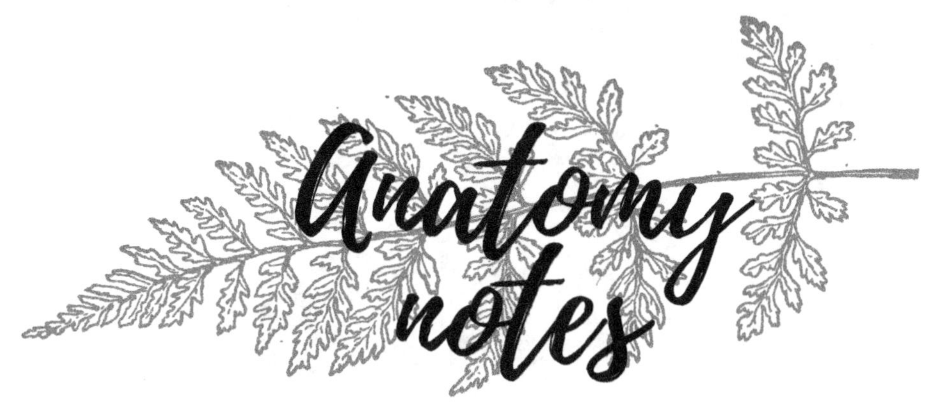
Anatomy
notes

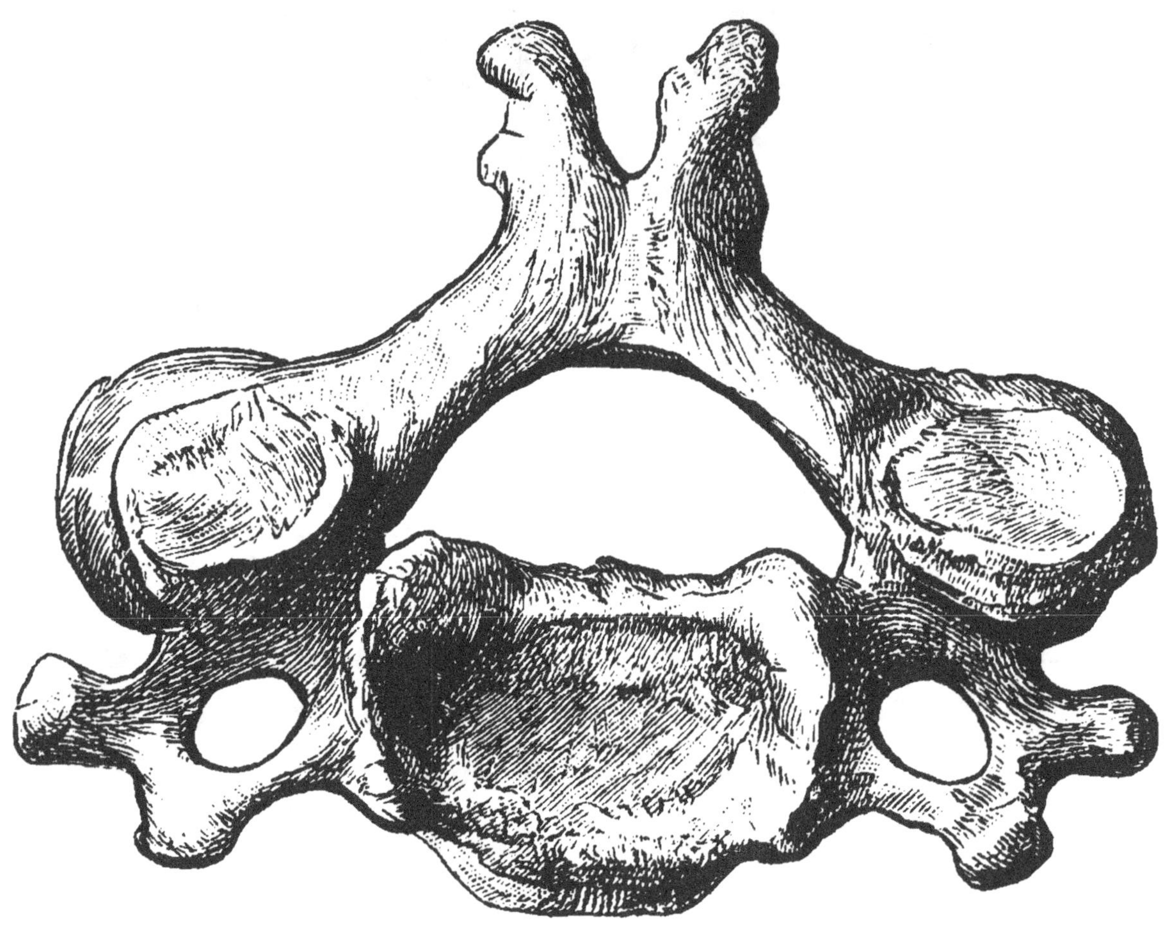

Notes

....
....
....
....
....
....
....
....
....
....

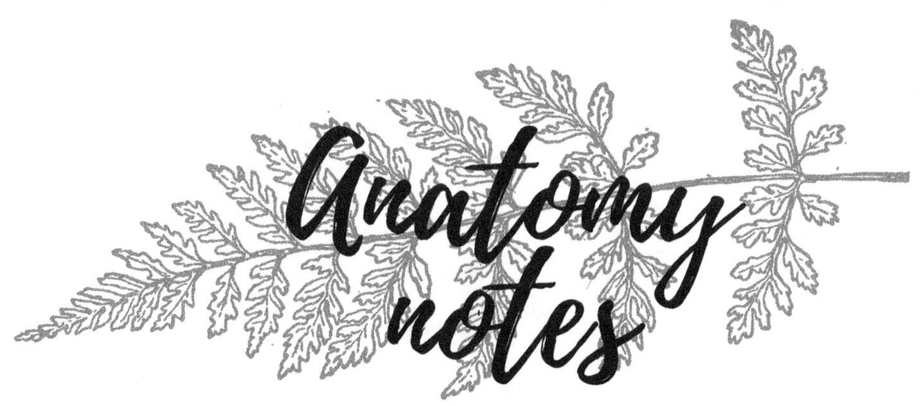

Anatomy
notes

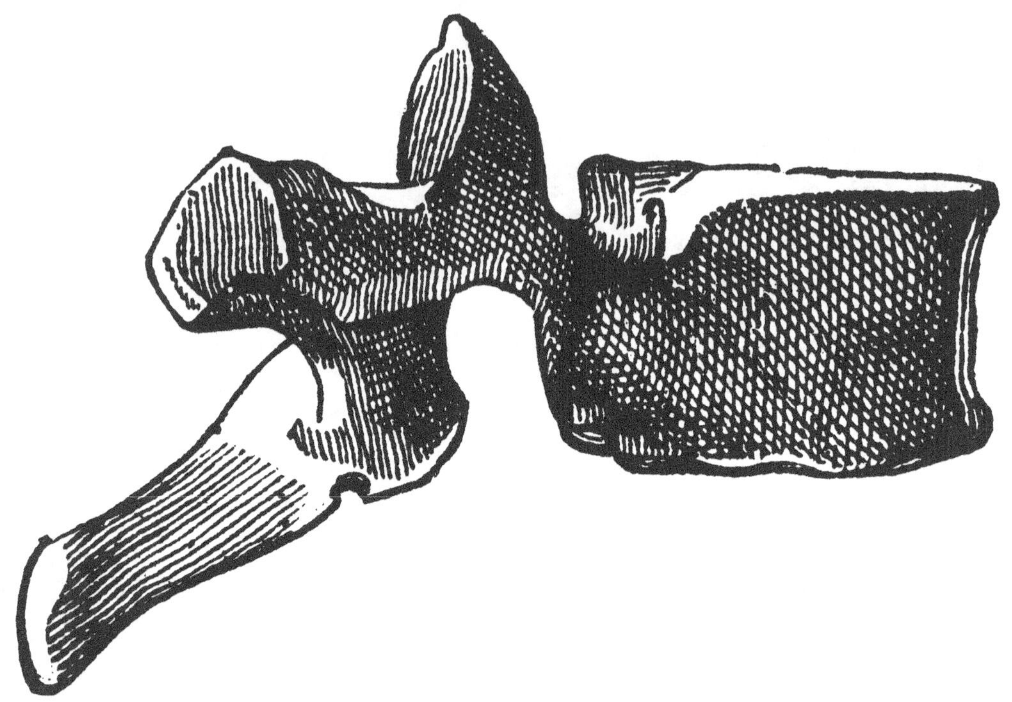

Notes

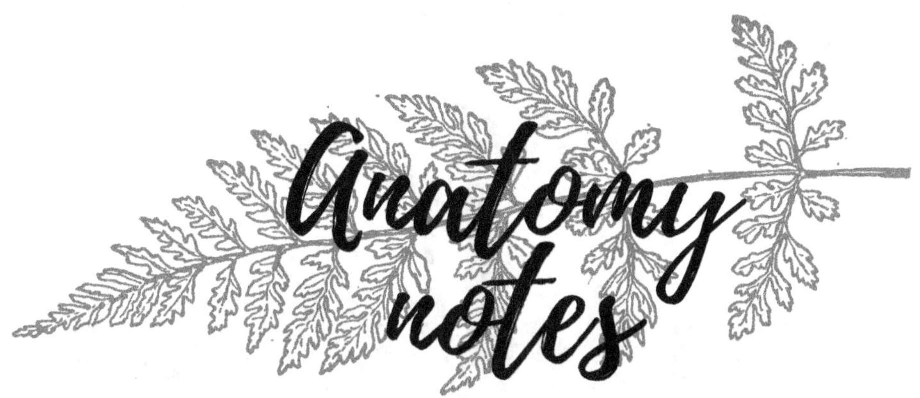

Anatomy
notes

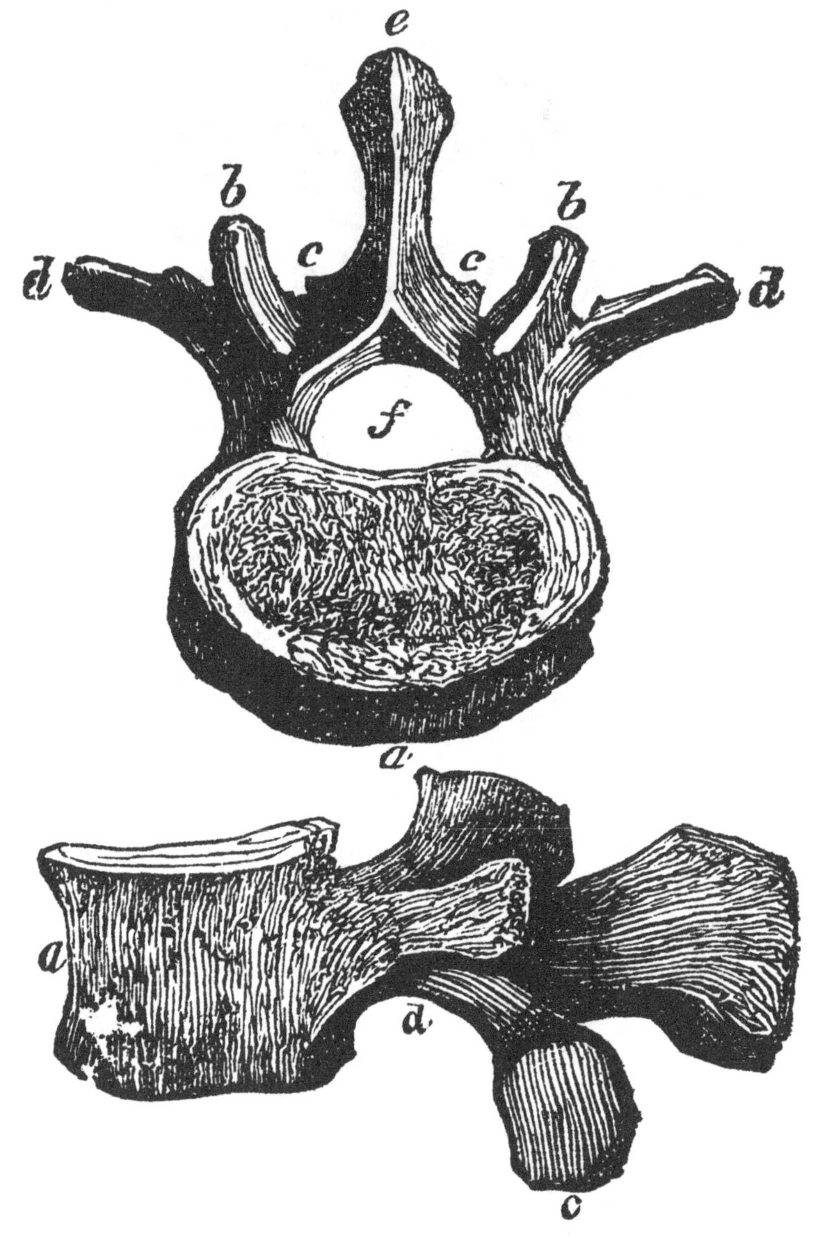

Notes

....
....
....
....
....
....
....
....
....
....

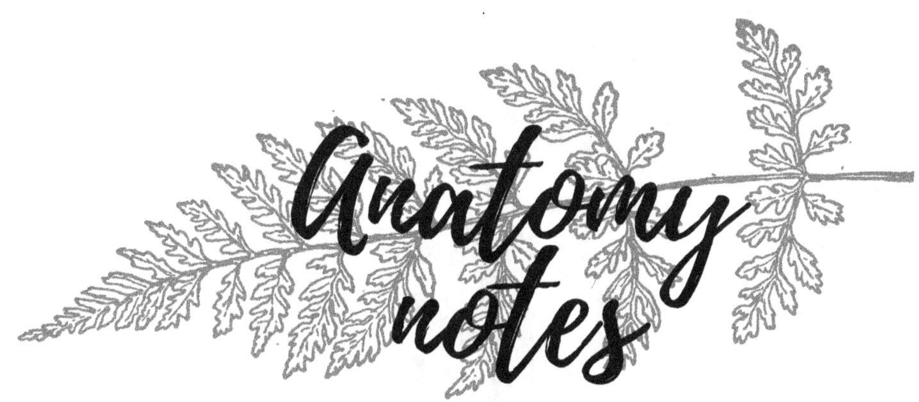
Anatomy
notes

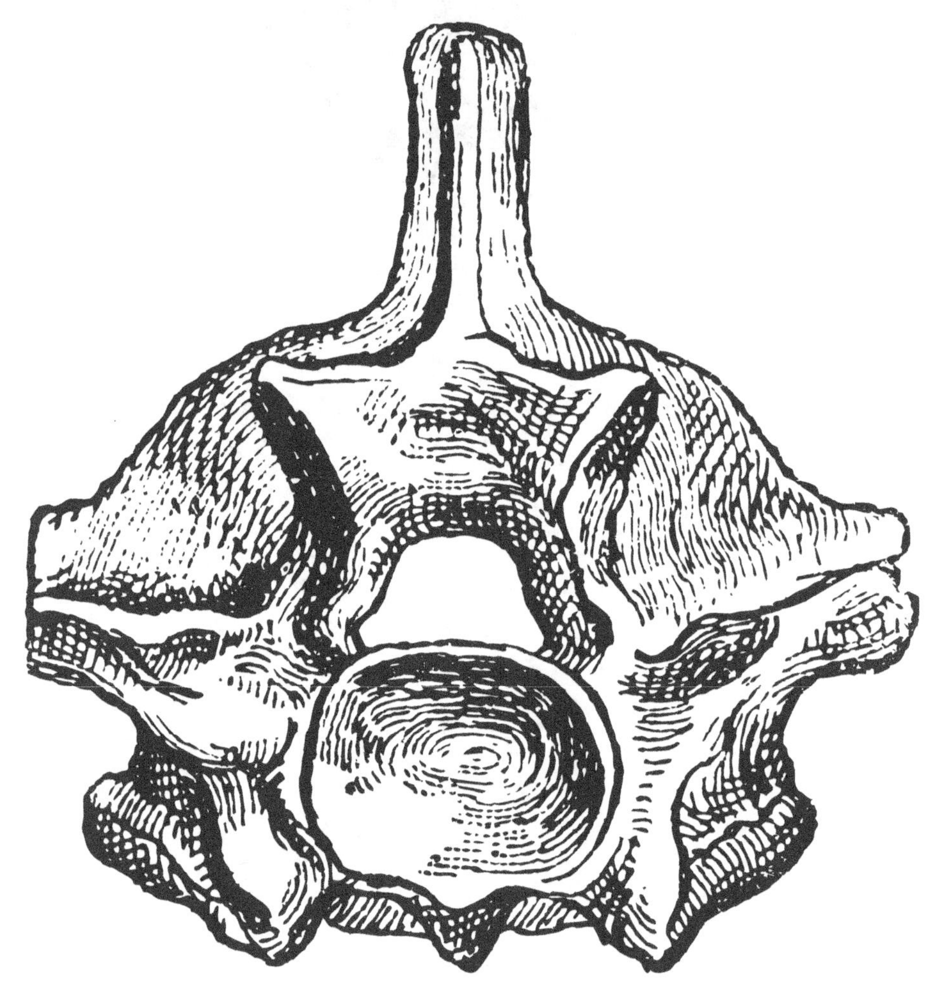

Notes

....
....
....
....
....
....
....
....
....
....

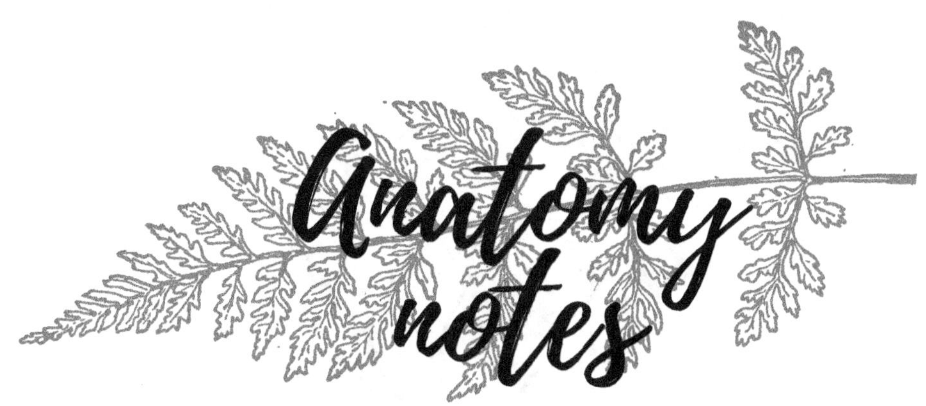
Anatomy notes

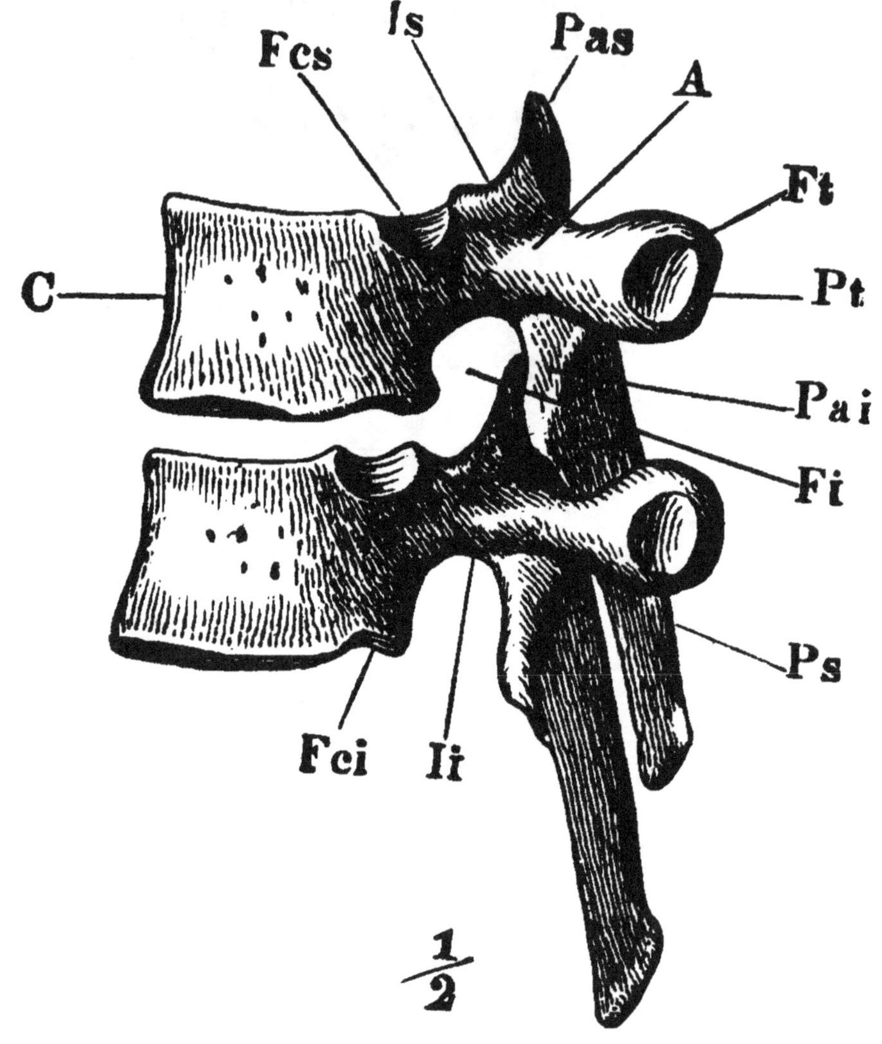

Fcs
Is
Pas
A
Ft
Pt
C
Pai
Fi
Ps
Fci
Ii
1/2

Notes

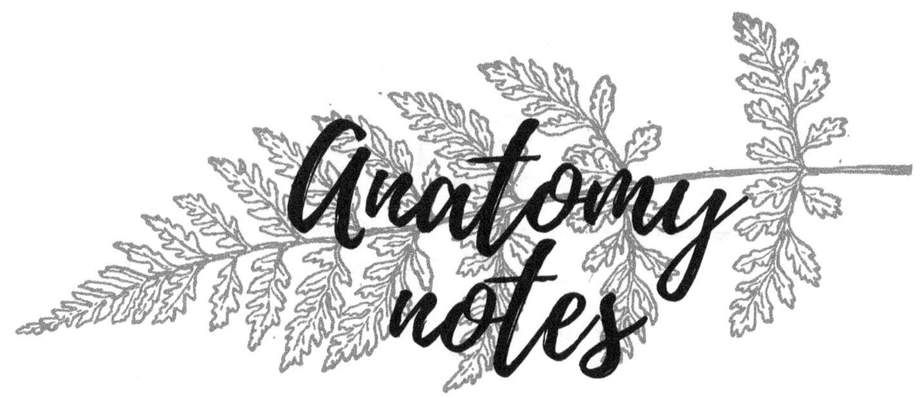
Anatomy
notes

5.RIBS

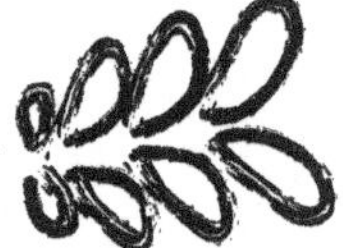

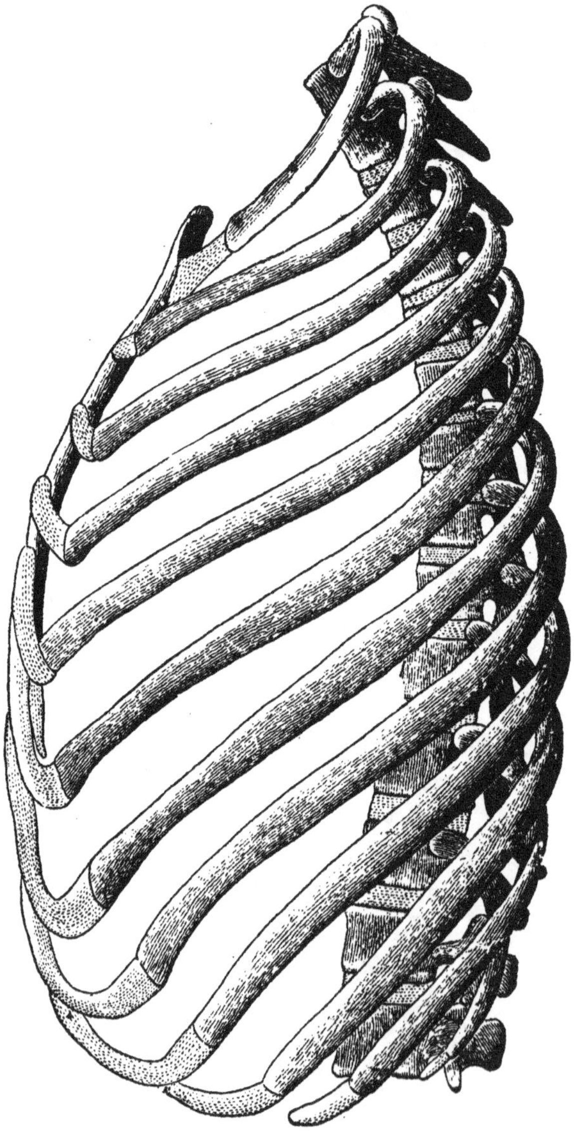

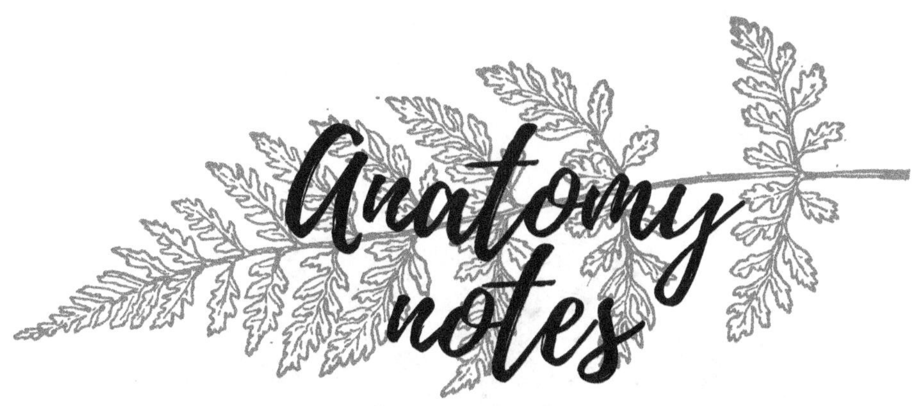

Anatomy
notes

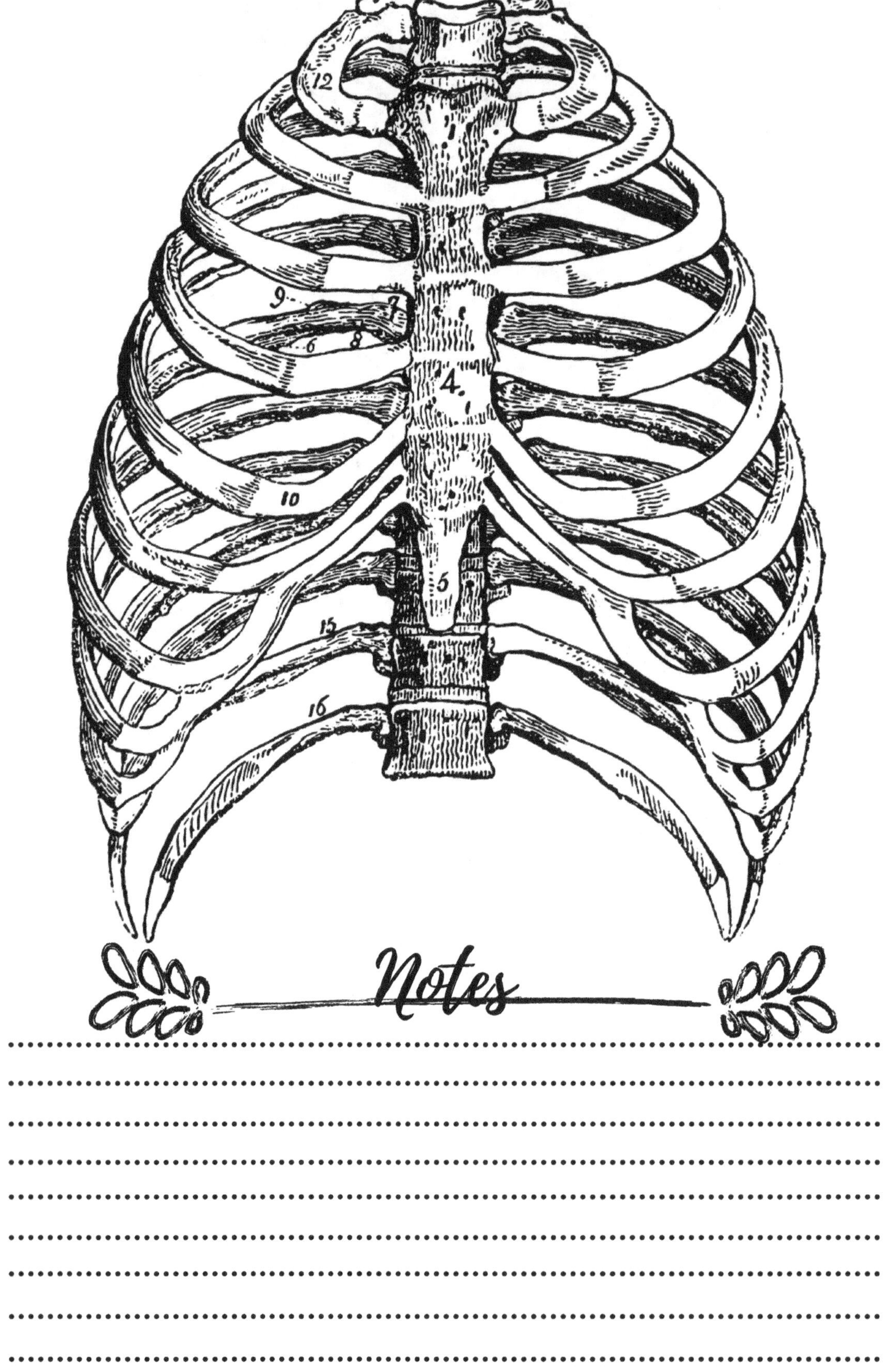

Notes

....
....
....
....
....
....
....
....
....
....

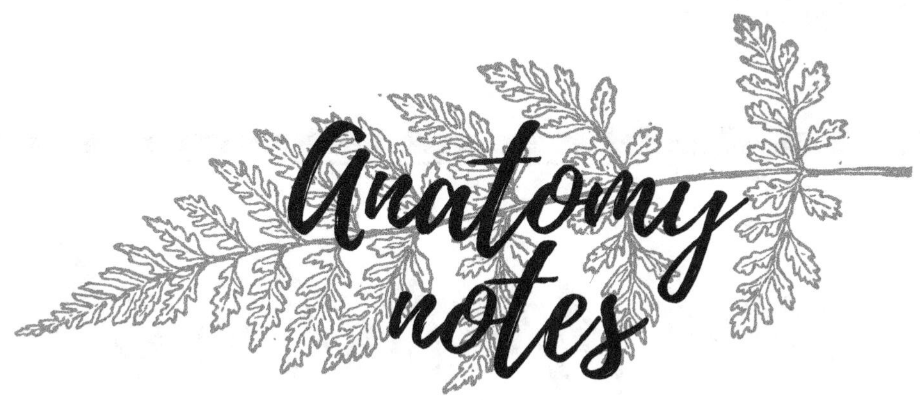
Anatomy
notes

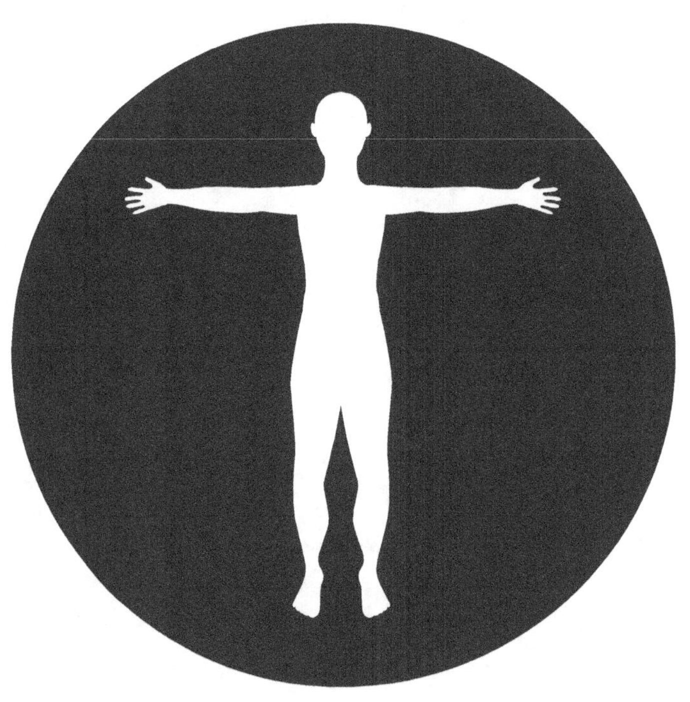

Wish You luck with anatlomy exams

CHECK OUT OUR ANATOMY BOOKS AND
NOTEBOOKS ON AMAZON

DAMED ART

www.ingramcontent.com/pod-product-compliance
Lightning Source LLC
Chambersburg PA
CBHW080723120726
48001CB00010B/3130